# タバコの科学

## —先天奇形と環境因子—

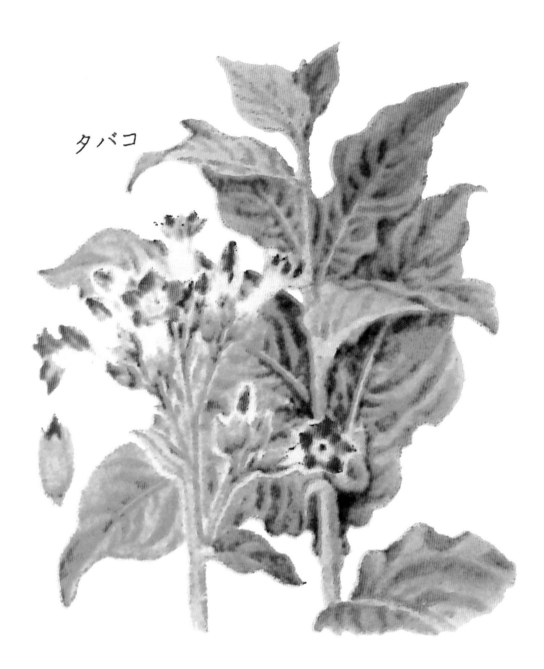

タバコ

寺木良巳 著

考古堂

H₂C——CH₂
HC    CH₂
N
N
CH₃

Nicotin

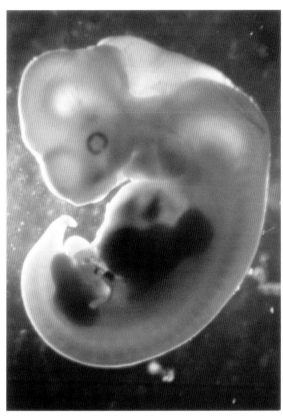

顔面の発生
44 日胚子（9 mm）

口唇・口蓋裂児を
生まないために

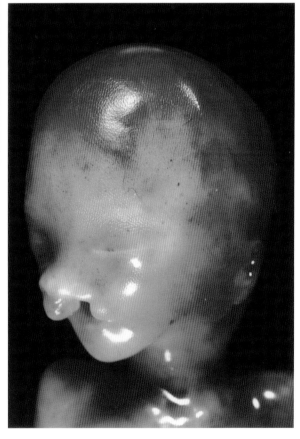

口唇・口蓋裂
第 13 週令胎児

新型出生前 新指針を発表

反発受け 不安持つ全妊婦対象

ダウン症児を
生まないために

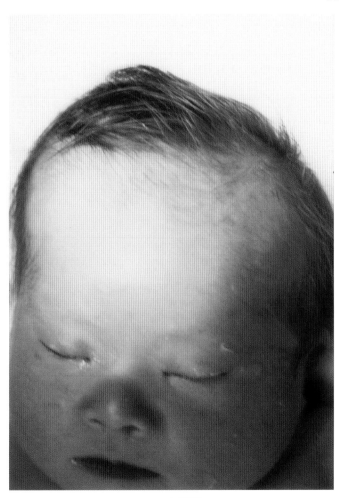

ダウン症候群

# はじめに

　たばこによる健康被害は各国とも増加傾向にあり、特に昨今は、たばこのみならず、電子たばこなどが若者などの間で広がり、深刻な社会問題となっている。この依存性の強いたばこは一種の麻薬に類するものと言わなければならない。主成分であるニコチンの作用であることは間違いないが、紙たばこより加熱式たばこに代えて軽減されることはあっても、なお有害成分は 10 数種類以上確認されている。

　喫煙による健康被害は、慢性の呼吸器疾患、循環器疾患（冠動脈疾患、脳血管障害）、消化器潰瘍、難聴、視力障害、肝硬変などが挙げられるが、特に問題なのは、夜間、救急搬送が多くみられる心筋梗塞である。これはアテローム性動脈硬化症で喫煙などにより、血管内皮細胞が障害されて生じる。

　本書では妊婦とたばこを取り上げている。喫煙妊婦は低体重児出生の傾向がある。喫煙妊婦の胎児心拍数が大きく変わる。初期では流産率が高く、妊娠後期では早産、前置胎盤、常位胎盤早期剥離等異常が多くなる。喫煙妊婦から生まれた子供には神経系の先天異常（無脳）や外表奇形（唇・口蓋裂）などが報告されている。これはたばこの主成分であるニコチンと喫煙により著しく増加する血中一酸化炭素による影響と思われる。この様に、未熟児、先天異常など胎児への影響がみられるので妊婦の喫煙は避けるべきである。どのようにして未熟児や先天異常が生じるかを発生学的な面から解説した。妊婦とたばこの関係は子宮胎盤血流量の減少によるものと考えられる。

　臨床にとって見逃せない奇形の一つにダウン症候群がある。ダウン症は染色体異常の中でも最も頻度の高い疾患である。診断は従来は妊婦のおなかに注射針を刺し羊水を採取し、胎児由来の細胞を調べる方法が行われていたが、穿刺により流産の危険がある。これに代わり妊婦の血液から診断する方法、NIPT（非侵襲性出生前遺伝学的検査）が、2013 年より実施され、僅かに含まれる胎児由来 DNA で染色体を調べることが出来るようになった。しかし、適切な治療法がない現在、ダウン症の早期発見が重要ある。これに対する理解を得るためにも本書では事例を挙げて説明を加えた。

　今日、新たなニュースが入ってきた。"NZ たばこない国へ"法改正が行われるという。喫煙の習慣は有史以前からアメリカの原住民から行われて幾世紀、法改正で喫煙習慣を断ち切ることが出来るか、オタゴ大のエドワード教授の"人間を確実に殺す"という脅し文句ではないことを、いま深刻に考える時と思う。

　以上、たばこに関わる様々な問題について医学を学ぶ人、医学以外の人でも、たばこの害について広くご理解していただければ望外の喜びに存じます。

著者

# 目　次

# 第1編　タバコの害
## 1．たばこ（煙草）

たばこはナス科・タバコ属 Nicotiana
に属する植物の総称。またその乾草した
葉を喫煙その他に供するよう、種々の形
態に加工したものの総称。tabaco,tobaco.
▽ニコチン及びこれに類似するアルカロ
イドを含み、喫煙により満足感を与える。
ニコチンの多少はタバコの喫味に大きく
影響するが、その含量は気象；土質条件、
品種、栽培法および植物上での着葉位置
の上下などによって大きく異なり、ふつ
う1％以下から7％くらいにわたる。
(性状) 1年生または多年生、成長した
　時の茎長は 1〜2m, 葉は互生でふつ
　う一株に 30 枚内外の葉をつけ、収穫さ
　れるのは、そのうち 12~23 枚である。
葉身は卵円形、楕円形など、葉長は 10
cm くらいから大きいものでは 70cm く
らいに及ぶ。花は筒状、紅色を呈する
( 増田穎二) [1]

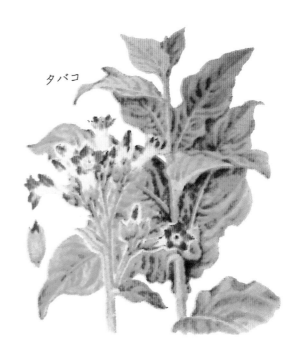

タバコ

**ニコチン**

　致死量は 40—50 ミリグラム。中枢神経、自律神経節、骨格筋に作用するが、いずれも最初
は刺激し、のちには麻痺をおこさせる。少量で中枢神経に対する興奮作用を示し、精神活動が
盛んになり、能率は上昇する。これが嗜好品として用いられる理由である。また少量で呼吸中
枢を興奮させるので呼吸が速くなり、血管運動中枢、嘔吐中枢も興奮する。多量になると呼吸
停止をきたす。ほかに殺菌・殺虫作用を持つ。また血圧上昇や消化器系の運動の亢進などを起
こす。ニコチンの肉体的習慣性は明らかではないが、精神的依存性は大きく、慢性中毒を起こ
す。その症状は心悸亢進、脈拍不整、不眠、神経過敏、視覚傷害などであるが、禁煙によって
消失する。

　ニコチンは紙巻タバコ 1 本に約 20 ミリグラム含まれるが、喫煙の場合、実際に吸収される
のは 4〜5％である。タバコの害は、ニコチンの毒性のほか、タールによる発がんの問題も含
まれる（伊藤隆太）[2]。

　　1）増田穎二：グランド現代百科辞典。13 巻 142 頁：学習研究社。1974．7．
　　2）伊藤隆太：グランド現代百科事典。15 巻 275 頁：学習研究社。1974．7．

## 2. たばこと健康

　昔から、たばこは百害あって一利なしといわれてきた。しかし、喫煙が人体に及ぼす影響について本格的な研究が始まったのは 1900 年以降で、喫煙と肺がんとの因果関係が糸口となった。米国をはじめ各国での臨床的、実験的、および疫学的研究の結果、次の様な事実が報告されている。

　（1）死亡率；喫煙者では非喫煙者の 1.4〜1.8 倍。

　（2）癌との関係：たとえば、肺がん患者の 60〜80% が喫煙者。

　（3）その他の病気との関係。

　　　　慢性呼吸器疾患（気管支炎など）

　　　　循環器疾患（冠動脈疾患、脳血管障害）

　　　　消化性潰瘍、視力障害、肝硬変

　以上、いずれも喫煙者のほうが非喫煙者に比べて多い。たばこの煙の中には、高熱（800 度以上）で燃焼の結果、種々の化学反応が起こり、約 1000 種もの化合物が煙の粒子相（タール成分）やガス相に出てくるといわれる。この中のいくつかの物質が、発がん性物質、人体への有害物質として注目されている。

　たばこに、もともと含まれている物質としては、ニコチンが主要なもので、紙巻たばこ 1 本に約 15 ミリグラム含まれる。ニコチンを直接口から飲むと、普通は 20〜50 ミリグラムで死亡する。煙として吸い込まれたニコチンは、約 60% が体内に吸収されるが、きわめて速やかに分解されるので、喫煙によって急性の障害が現れることはまずない（寺木良巳）[3]


### わが国における喫煙者の現況

　わが国での喫煙者は人口の約 7% で 1700 万人おり、売り上げは 2 兆円にのぼると報告されている。在宅高齢者で救急搬送されている患者の多くは冠状動脈の梗塞であり、タバコの箱にも冠梗塞の注意書きがある。その原因はタバコの中に含まれるニコチンの冠状血管の収縮にあると思われる。心筋梗塞は心筋の遷延した虚血のために不可逆性の障害、つまり壊死に陥ったことを意味するが、その殆どが心筋表面を走行する冠動脈が血栓によって生じる。


　　3）寺木良巳：グランド現代百科事典。13 巻 143 頁。学習研究社。1974。7.

## ３．米、味付き電子たばこ販売禁止へ [4]

　今度、電子たばことの関連が疑われる健康被害が相次いだことから、米食品医薬局(FDA)は味付き電子たばこ販売禁止の措置を発表した。禁止される電子たばこは、電気式の吸入器にニコチンや香料を含む溶液を入れて、加熱して蒸気を吸い込む仕組みで、紙たばこに含まれるタールなどの有害な化学物質やにおいが少なく、禁煙や減煙を助けるとされているが、長期的な健康影響は不明だ。米国では今夏,以降500件近い健康被害が報告され、電子たばこに関連する肺疾患で少なくとも6人が死亡したという。研究者は、依存性のあるニコチンが子どもの脳の発達に影響する恐れを懸念している。

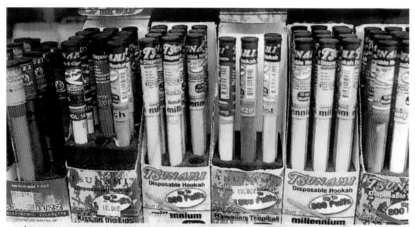

米ニューヨークの店先に並ぶ電子たばこ製品＝ロイター

## 加熱式たばこにより有害物質の生成は　軽減できるか [5]

　原料となるタバコの葉には有効成分であるニコチンをはじめニコチニン、ニコテイン、ニコテリンなどの煙草アルカロイドが含まれている。前述した様にタバコの煙の中には、高熱（800度以上）で燃焼の結果、種々の化学反応が起こり、約1000種の化合物が煙の粒子層（タール成分）やガス相に出てくるといわれる。

　昨年[5] 加熱式たばこの健康への影響はどうなのか、日本臨床薬理学会で発表が行われた。調査は、喫煙者の健康懸念物質の暴露量（体内に取り込まれる量）を調べたものである。米食品医薬品局（FDA）が提示する健康懸念物質とされる15種の代謝物を呼気中、尿中より分析し、紙巻たばこより加熱式たばこが、より暴露量が減少するかどうかを検討した。

４）朝日新聞（夕刊）2019、9.12.

５）日刊ゲンダイ 2021.12.24.発刊

６）高瀬豊吉：化学構造と生理作用　1941年　カニヤ書店

# 4. 加熱式たばこによる有害物質の生成

## 加熱式たばこの科学的調査結果[5)]

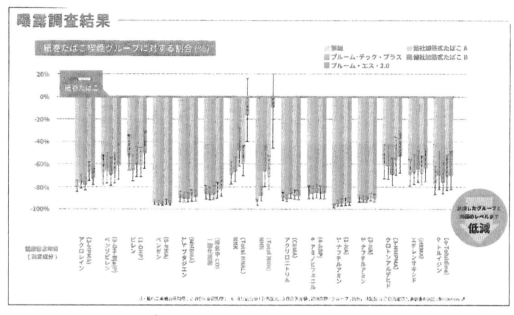

## たばこアルカロイド [6)]

Nicotin (I) ハ Nicotiana tabacum L. ノ葉ノ中ニ
Nicotimin (II), Nicotein (III)
及ビ Nicotellin (IV) ト共ニ含マレテ居ル。

喫煙→

○ ピレン

○ ベンゾピレン $C_{20}H_{12}$ 発癌性物質

○ アクロレイン $CH_2 \cdot CH=CHO$ 毒性が強い

加熱式タバコによる呼気、
尿中の健康懸念物質

○ トルイジン $C_2H_4(CH_3)NH_2$ 中毒作用

○ エチレンオキシド $CH_2=.CH_2$

○ クロトンアルデヒド $CH_3CH=CHCHO$ 刺激臭

○ ナフチルアミン $C_{10}H_7NH_2$ 発癌性あり

○ アミノビフェニル　　○ ブタジエン

○ アクニロニトル $CH_2=CHCN$ 有毒性

○ NNAl　　○ ベンゼン $C_6H_6$

● 一酸化炭素 CO タバコアルカロイドが含窒
塩塩基性物質であるから、不完全燃焼するとき
一酸化炭素が発生する。血液中のヘモグロビン
と結合してカルボニルヘモグロビンとなり、
ヘモグロビンの機能を阻止するので極めて有毒
で空気中 10ppm でも中毒を起こす。

結果：加熱式たばこに切り替えた「プルーム・テック・プラス、加熱式たばこ3種」4グループは紙巻たばこの喫煙を継続したグループと比較して、測定した健康懸念物質の多くで暴露量が顕著に低減。禁煙したグループと同様のレベルまで低減した、と報告している。なお、今回の結果のみで健康リスクが低減するとの結論付けはできないとコメントしている。

# 5. 救急搬送者の多くは心筋梗塞

　最近の報道　によれば、わが国での喫煙者は人口の約 7% で 1700 万人おり、売り上げは約 2 兆円に上るという。一方、在宅高齢者で救急搬送されている患者の多くは冠状動脈の梗塞であり、タバコの箱にも冠梗塞の注意書きがある。　その原因はタバコの中に含まれるニコチンの冠状血管の収縮によると思われる。心筋梗塞は多くの場合、図 1 の様に左心室の冠動脈またはその分枝に血栓・塞栓・攣縮が起こり　循環障害（局所貧血）のために心筋層に梗塞（壊死）を生ずるものをいう。冠動脈硬化を伴うことが多く、心身の過労もその誘因となる。症状は胸骨部に激痛を覚え、重症感がある。

## タバコと心筋梗塞（冠状血管梗塞）

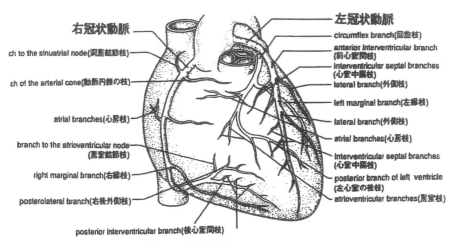

図1.　冠動脈　coronary arterios

## 冠動脈硬化症

　冠動脈の硬化は他の硬化に比べ著明に現れることもあり、それが冠不全をきたすことになるので注意すべき疾患といわれる。硬化症の病変は一般に冠動脈の基根部からその分岐部にかけて最も強く、また左冠状動脈の方に著しい。冠動脈硬化症は、特に内腔の著しい狭窄をきたすことが知られている(図1)。従ってこの血管によって養われる心筋組織に、萎縮、変性から壊死に至るまでの変化は、狭心症発作などの出現であり、その高度なものが心筋梗塞といわれる。

## 第2編　タバコと動脈硬化
### 1．タバコと心筋梗塞

　心筋梗塞は心筋の遷延した虚血のために不可逆性の傷害つまり壊死に陥ったことを意味するが、その殆どが心筋表面を走行する冠動脈が血栓によって閉塞したために生じる。冠動脈は内膜、中膜、外膜からなり、血管内皮細胞は、血管内腔を連続して被覆する一層の細胞群である。これがタバコに含まれるニコチンなどによって刺激されると血管内皮細胞の傷害を起こし、中膜平滑筋細胞の増殖、血流の異常、血管壁の異常となり動脈血栓が形成される。動脈硬化である。その閉塞や狭窄が直ちに流域の壊死を引き起こす（心筋梗塞）。

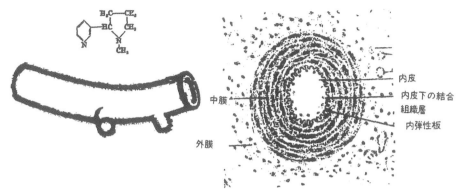

　**煙草などによる冠血管狭窄の形成**

　冠動脈は内膜、中膜、外膜よりなり、血管内皮細胞は血管内腔を連続して被覆する一層の細胞群である（図右）。これが煙草に含まれるニコチンなどによって刺激されると血管内皮細胞の障害を起こし、中膜細胞の増殖、血流の異常、血液の異常、血管壁の異常となり、動脈血栓が形成される。動脈硬化である。

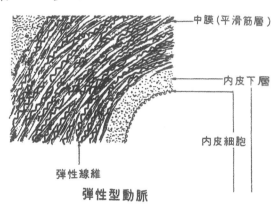

弾性型動脈

### アテローム性動脈硬化症

　病変は主として動脈の内膜に現れ、これがために血管壁の硬化を招くところからこの名がある。粥状硬化症は、高血圧、喫煙、環境有害物質などにより、血管内膜細胞が障害されて生じる。プラーグは高濃度リポ蛋白が内膜損傷部位に集積し、中心の脂肪塊の上を血小板が覆って、繊維性の被膜を形成し、出来上がる。沈着物は血流を妨げ、ついには完全に遮断してしまう。この類脂肪の内膜沈着、繊維の造成を催起して動脈壁を硬化せしむるにとどまらず、組織を壊死に陥らしめて、内膜にアテロームを形成し、進んでは潰瘍を形成する。

# 2. 動脈硬化の成り立ち

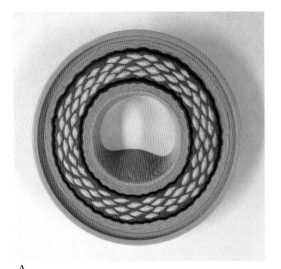

A.

正常　狭窄率0％から〜

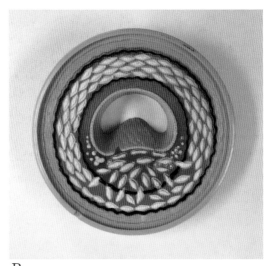

B.

狭窄率50％から〜

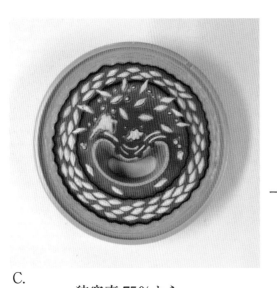

C.

狭窄率75％から〜

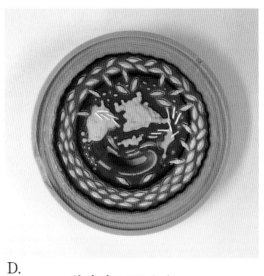

D.

狭窄率90％から〜

資料出典メバロチン（第一三共）

# 3. 血管内皮機能障害と血栓形成・動脈硬化

　血管内皮細胞は、全身の血管内腔を連続して被覆する一層の細胞群である。Ross ら[7]は血管内皮細胞刺激因子として高血圧、タバコ、LDL などを挙げている。内皮細胞に障害が生じると図のように増殖因子が放出され、さらに中膜平滑筋の内膜への遊走、および内膜での増殖を促進し、さらにマクロファージそのものの増殖を促す。増殖した平滑筋細胞もまた各種の因子を遊離する悪循環を形成する。マクロファージや平滑筋細胞は脂質を取り込み、泡沫化して脂肪を形成する。このような現象が持続的に起こり動脈硬化病変が形成されるとするのが修正 response to injury 仮説である。

　血管内皮細胞障害を起こす因子としてカテコラミンなどを挙げているが、タバコの主成分であるニコチンはアドレナリン作用を有し、同様の傷害をもたらすものと考えられる。

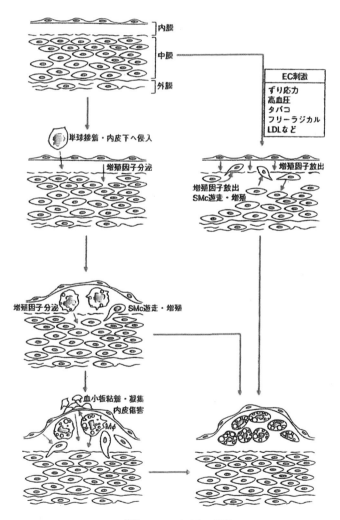

修正 response to injury 仮説

SMC：平滑筋細胞，Mφ：マクロファージ，EC：血管内皮細胞，LDL：低比重リポ蛋白.

7) Ross R: The pathogenesis of atherosclerosis. A perspective for the 1990s. Nature 362: 801, 1993

# 第3編 妊婦とタバコ

## 1. 妊婦とタバコ [8]

市販されている紙タバコのパッケージに"喫煙はあなたにとって心筋梗塞の危険性を高めます"疫学的な推計によると、喫煙者は心筋梗塞により死亡する危険性が日喫煙者に比べて約1.7倍高くなります。さらに、たばこの煙は、あなたの周りの人、特に乳幼児、子供、お年寄りなどの健康に悪影響を及ぼします"と脇にタール1 mg,、ニコチン0.1mg含有と表示されている。

　日医のニュースには、"妊婦がタバコを吸うと胎児に悪影響を与えることは世界各国から、さまざまなデータが出ています。すでに1930年代に喫煙妊婦の胎児の心拍数が大きく変わることが分かっていましたし、その後1950年代、アメリカで行われた大規模な疫学的調査により妊婦が喫煙すると未熟児が生まれやすいことが判明しました。さらに多くの研究調査によって、このほか妊娠の初期では流産率が高く、妊娠後期では早産、前置胎盤、常位胎盤早期剥離などの異常が多くなる調査結果が出ています。また、喫煙妊婦から生まれた子供には神経系の先天異常や外表奇形が多く、その上、乳児のいろいろな病気に対する罹患率も高いという報告もある。要するに妊婦がタバコを吸うと、生後の子供の精神的・身体的発育にまで影響することが明らかなわけとある。そして、その原因として。タバコの主成分であるニコチンと喫煙により著しく増加する血中一酸化炭素による影響と思われる。すなわち、ニコチンの末梢血管収縮作用のために**子宮胎盤血流量は減少**し、胎児への血流供給は減少する。一方、増加した血中一酸化炭素はヘモグロビンと結合して一酸化ヘモグロビンとなるため、血液の酸素運搬機能は減少して**低酸素状態**が起こり、胎児発育が阻害されると考えられる。この様に、未熟児、先天異常など胎児への影響が見られるので妊婦の喫煙は、避けた方がよいという事が記されている。

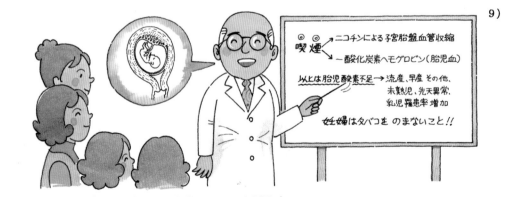

●ニコチン、低酸素状態が原因？　　●他人の煙でも要注意……

8）妊婦とタバコ：日医ニュース　（13）第463号　1980

9）Nishimura,H.: The clinical aspects of the relationship of drugs to malformations.
Drug-Induced Diseases. Volume Ⅳ. Chapter 5, (Ed.: Meyler, L. and Peck, H.M.) Excerpta
Medica,Amsterdam, 1972).

## ２．喫煙はなぜ子宮胎盤血管収縮を起こすか

　妊娠後半期には胎児の発育に伴って、胎盤血流量も増加し、胎児は母体の血液から毎分20〜30ml の酸素を抽出している。この酸素により胎児肺は呼吸ができる。したがって、酸素の供給がほんの短時間（数分間）妨げられても、胎児にとっては致命的になる。

　一方、タバコの主成分であるニコチンが喫煙により、肺で吸気されるが、嚥下した唾液からも身体に入る。葉巻タバコにはニコチンの致死量（60mg）があるが、その多くは燃え、かつ気中へ逃れ、ニコチン抜きタバコといっても皆無というわけでもない。また一酸化炭素はゆるく燃やした時、葉巻の煙の６〜８％を占める。そのため血中の一酸化炭素量が、中毒量以下で、わずかに増量する。

　胎児の成育に伴って、胎児はより多くの酸素を要求する様になる。この時、喫煙により胎盤血管収縮により血流量が減少すると胎児の呼吸、栄養補給に重大な障害をもたらす結果になる。喫煙の影響について、従来より疫学的な統計による検討がされてきましたが、ヒトはヘテロな集団であり、感受性、環境も大きく異なり、統計からでは原因の解明につながらない。エビデンスは得られない。ホモジナイドされた動物での実験が必要となる。ニコチンの有害な作用が子宮胎盤血管の収縮にあるとすれば、その実験動物は妊娠ラットが適している。ニコチンの主な薬理作用は交感神経節に興奮を与えて、アドレナリン様に作用し、同時にアドレナリン分泌腺からアドレナリンを遊離させる。このアドレナリンが、血管平滑筋、胎盤の血管平滑筋を収縮させることにより、胎児への十分な血液が供給出来なくなり、胎児仮死、常位胎盤早期剥離、胎盤出血など引き起こす原因となる。

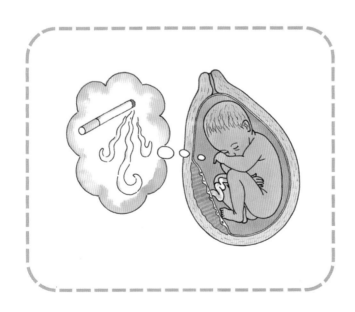

## 3．低出産児体重の主な原因

　正規産であるにも拘わらず生下時体重の小さい児は胎盤機能不全による胎児の栄養障害によることが多い。胎盤機能不全は妊娠中毒症による血管攣縮と血管内皮障害によるものと考えられている。またその原因としては血管作動物質、血液凝固因子なども関わっている。Gruenwald[10] は下図のように、胎児への血流は胎盤によるものと、母体によるものとにわけ、血流の減少が低出産体重の原因とみている。

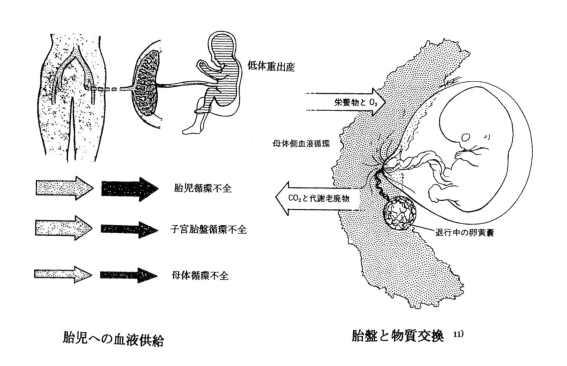

胎児への血液供給　　　　　　　　　　胎盤と物質交換 [11]

　ニコチンによる低酸素状態は喫煙により、タバコの葉が不完全燃焼し、高熱で燃焼された粒子相やガス相、わけても増加する血中一酸化炭素 CO による影響も考えられる。ニコチンの末梢血管収縮作用のために子宮胎盤血流量は減少し、胎児への血液供給は減少する。一方、増加した血中一酸化炭素はヘモグロビンと結合して一酸化炭素ヘモグロビンとなるため、血液の酸素運搬能は減少して低酸素状態が起こり、胎児発育が阻害されると考えられる。

　また子宮胎盤血管収縮物資はニコチンの他、カテコールアミン、セロトニン、プロスタグランジン、アンギオテンシンなどにみられる。これらの物質は妊娠中毒症の病因にも挙げられている。

10）Gruenwald,P.(1971).Obstet.Gynecol,37,906

11）寺木良巳、相山誉夫訳 ：Avery 口腔組織・発生学（1991）医歯薬出版

## 4．胎盤循環 [12]

胎盤は母体側の子宮脱落膜と胎児性の絨毛部よりなる。母体の胎盤循環と胎児の胎盤循環とに分けられる。

**母体の胎盤循環**

絨毛間腔の母体血液は、基底脱落膜内にある 80〜100 本の子宮内膜ラセン動脈から絨毛間腔へ血液を噴き出す。成熟した胎盤の絨毛間腔には、毎分 3〜4 回繰り返し充満する 150ml の血液で満たされている。胎児が順調に発育するには絨毛が母体血液に十分満たされていることが大切である。

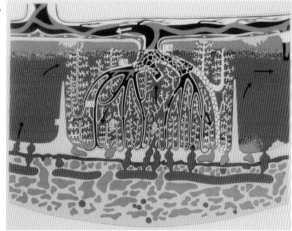

胎盤血管

絨毛間腔

絨毛

子宮内膜　　　　　　　　　　**ヒト胎盤模式図**

胎児から老廃物を含む酸素に乏しい血液は臍帯動脈を通って胎盤へ運ばれる。絨毛膜絨毛内でよく発達した動脈毛細血管─静脈系により、動脈（黒）から静脈（白）へと胎盤膜を通して、ガス交換と物質交換が行われる。静脈毛細血管から臍帯静脈となり、酸素の豊富な血液を胎児へ運ぶ。

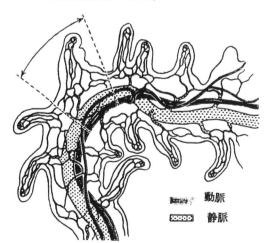

動脈
静脈

**胎盤絨毛の毛細血管網**

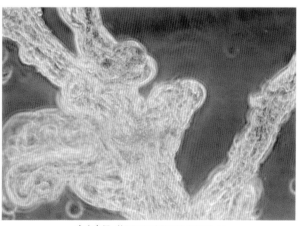

寺木良巳. 第24回日産婦総会講演集 1974；1：124-125.
**写真15　ヒト成熟胎盤絨毛（4×70）**

12）寺木良巳　：子宮収縮剤の本質と過剰投与の背景　**2018** 年　考古堂

# 5. 喫煙と子宮内発育遅延 *

　　喫煙は子宮内発育遅延 (IUGR) の原因となることがよく知
られている．喫煙をする母親の胎児の成長率は，妊娠第 6～
8 週の間に正常より低くなる（図 6-13 参照）．母親が妊娠中
にヘビースモーカーであった子供の出生時の体重は，平均し
て正常より 200 g 少なく，適切な医療が行われない場合には，
周産期罹患率 perinatal morbidity は増加する．適切な栄養を
受けられなかった胎児にとって，母親の喫煙はより大きく影
響する．おそらく喫煙と粗食は相乗作用があるものと思われ
る．

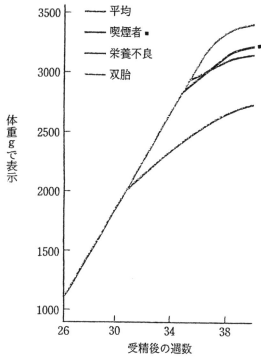

図 6-13　最終三半期の胎児の成長率を示すグラフ．アメリカで
生まれた乳児の平均を示す．36 週以降，成長率は直線から偏位
してくる．成長率の低下，特に満期（38 週）以降の低下は，胎
盤の変化に基づく胎児の栄養不足によるものかもしれない

　　妊娠後半期になると胎盤の重量も増大し、母体側の血液も増加する。成熟胎盤では 母体か
ら絨毛関腔に入る血流は約 175ml で、この時の胎盤血流は毎分、約 500ml を送り出してい
るといわれる。この様に胎児にとって需要の多いとき、喫煙による胎盤血管の収縮による
血流の減少は胎児発育に障害となるものと思われる。

　　* (Gruenwald P：Growth of the human fetus. I. Normal growth
　　　and its variation. Am J Obstet Gynecol 94：1112, 1966 より改
　　　変).

## 6．喫煙による生下時体重 [13]

　妊婦喫煙の胎児に対する有害作用については、児の生下時体重の低下、周産期死亡率の増加などがよく知られている。しかし、喫煙量との関係については未だよく知られていない。以下はスエーデンで 1975 年母親の喫煙習慣と生下時体重を調べたものである。

　各人の喫煙習慣の程度により、次の 5 群に分けた。すなはち、喫煙なし（1 週間に数本程度の喫煙者を含む）、喫煙あり（1 日あたりの喫煙本数が 10 本以下、10-19 本、20 本またはそれ以上）、記載なし(NS) NS 群は多少全体の 11%を占めていた。結果は図の通りである，

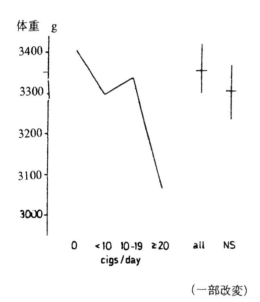

"All";妊娠中、母親の喫煙があきらかな例全体の平均値。
" NS";妊娠中、母親の喫煙が明らかにされていない例の平均値。

（一部改変）

上図グラフ上、正常産の体重 3400g に対し、重度喫煙の産婦からの生下時体重はおよそ 3050g であった。また母親の喫煙が明らかな生下時体重の平均は 3350g, 明らかでない例は 3300g であった。このことより、母親の喫煙量の増加に伴い産児の生下時体重が減少するのは明白になった。

13) Ericson,A.,Kallen,B.,Westerholn,P.: Cigarette smoking as an etiologic factor in cleft lip and palate.Am.J.Obstet. Gynecol. 135: 348,1979.。

# 第4編　喫煙と口唇・口蓋裂
## 1. 口唇裂，口蓋裂の発生原因としての喫煙

1975 年に中枢神経系の閉鎖障害（ASB）または口唇裂ないし口蓋裂（CLP）を有する患児を出産した母親の喫煙習慣について、患者対照研究（case-control study）を実施した。各症例ごとに、出産した母親の delivery unit、出産時期、母性年令および緩産性が関和する奇形の無い対照 2 例づつを選んだ。喫煙習慣については、母親が妊娠中最初に受診した母体健康クリニックでの診察記録に遡例遡りに記載された。CLP66 例、ASB66 例、対照 261 例についてのデータを検討した。対照群の母親にくらべ、CLP 患児の母親の喫煙率は有意に高値であったが、ASB 患児の母親群は正常な喫煙パターンを示した。妊婦の喫煙は、人体における口唇裂・口蓋裂の病因上、数多い重要な因子の一つであることが示唆された。（Am. J. Obstet. Gynecol. 135:348, 1979）

　次の図は喫煙母親全例に対し喫煙と口蓋裂・無脳症との関連を A.B.C の 3 研究者が纏めたものである。

図　喫煙母親全例

左の図は喫煙母親全例（上段）及び 1 日当たり 10 本以上喫煙の母親（下段）の妊娠結果別の比率。本研究の結果は、NS 例を非煙者として含まない場合（実線）と含む場合（点線）とで示した。

A: Kullander & Källen (1971)　2)
B: Kullander et al (1976)　3)
C: Present study　1)

以上の結果から Ericson らは次の様な考察を行った。

CLP 患児を生んだ母親の喫煙率が有意に高いことが証明された。今回の観察結果は先にスウーデンにおける Bystrom らの成績と同様に支持されている。奇形児ないし周産期死亡児を生んだ母親多数例に、妊娠中に色々な有害と思われる暴露があったか否かについてインタビュー調査を行ったところ、CLP 患児を持つ母親 28 例中 13 例は、妊娠中に 1 日 10 本以上喫煙していたと答えている。同様の観察は、Cardiff の研究からも裏づけられる。

　以上から、妊娠中の喫煙と CLP 患児出生との間には明確な関連性が認められると結論づけるのは妥当だと思われる。このことは恐らく、直接因果的な因果関係ではないが、一つまたはそれ以上の交絡因子に起因するものと思われる。アルコール中毒ないし職業的暴露も　一つのありうる因子であるが、それは今回の研究では検討不可能であり、それが何らかの主要な役割を演じているとは想像しがたい。現時点では喫煙そのものが、人体における CLP 発症の重要な諸因子の一つであると見做すのが現実的であるように思われる。

CLP 患児を持ち喫煙習慣のある母親 58 例のうち 41 例が妊娠中に喫煙していた。たとえこれが、この群の喫煙女性の分布頻度の過大評価であったとしても、この喫煙率が少なくとも 57％（二項分布）であることの確率は 95％である。もし非奇形児を持つ母親の 45％ が、かなり（許容できるほど）正確であるとすれば、（結果が非常に似通っている 3 つ別々の研究に基づく）、スウェーデンで生まれた CLP 患児のうち約 22％ は、母親の喫煙に起因して奇形を生じたと推定できる。すなわち、これはスウェーデンでは年間 40 例の CLP 患児が生まれることを示している。われわれは現在の環境下で、人体に生じる奇形の外因性源としてこれほど強力なものはほかに知らない（表 2）。

表 2　検討各群における喫煙習慣の分布 [14)]

| Diagnosis | Cases | | | | | | | Control subjects | | | | | | |
|---|---|---|---|---|---|---|---|---|---|---|---|---|---|---|
| | − | 0 | <10 | 10-19 | ≥20 | NS | Total | − | 0 | <10 | 10-19 | ≥20 | NS | Total |
| Cleft palate | 1 | 3 | 6 | 5 | 0 | 2 | 17 | 0 | 10 | 8 | 6 | 2 | 8 | 34 |
| Cleft lip | 1 | 14 | 15 | 12 | 3 | 6 | 51 | 6 | 51 | 16 | 23 | 1 | 5 | 102 |
| Total CLP | 2 | 17 | 21 | 17 | 3 | 8 | 68 | 6 | 61 | 24 | 29 | 3 | 13 | 136 |
| % of total | 3 | 25 | 31 | 25 | 4 | 12 | | 4 | 45 | 18 | 21 | 2 | 10 | |
| % of known smoking habits | | 29 | 36 | 29 | 5 | | | | 52 | 21 | 25 | 3 | | |
| % of known smoking habits, | | 26 | 32 | 26 | 5 | 12 | | | 47 | 18 | 22 | 2 | 10 | |

14) Ericson,A.,Kallen,B.,Westerholn,P: Cigarette Smoking as etiologic factor in cleft lip and palate, Am. J. Obstet. Gynecol. 135:348,1979.
　Kullander,S.,Kallen,B.,: A prospective study of smoking and pregnancy. Acta Obstet. Gynecol. Scand,50:83,1971.
　Kullander,S.,Kallen,B.,and Sandahl,B.: Exposure to drugs and other possibly harmful factors during the first trimester of pregnancy,Acta Obstet. Gynecol. Scand 55:395,1976.

## 2．催奇形性の生活習慣（喫煙、アルコール、カフェイン）[11]

　喫煙量の多い母親の子供は、そうでない母親から生まれた子供に比べ、口唇裂や口蓋裂の発生頻度が高いことが示されている。妊娠中のアルコール乱用も精神発達遅延、発育不全、上顎形成不全等の先天性異常を起こすことがある。さらに、カフェインの過剰摂取もある種の異常発生と関連があるといわれている。

　一般的にいって、催奇形の危険性を少なくするためには、生殖年齢期の女性はすべての薬剤の服用を避け、さらに予定の月経が来ない場合、およびその後も無月経が続くとき、少なくとも 6 週間は妊娠を疑い、喫煙など催奇形性習慣を避けなければならない。これによって発生中のヒト胚子が、催奇形性物質に対して最も作用を受けやすい時期にその胚子を保護することができる。

### 頭蓋顔面の発生

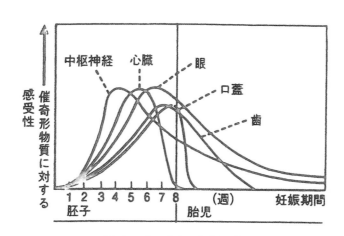

出生前胎齢増加に伴う催奇形物質の感受性の低下

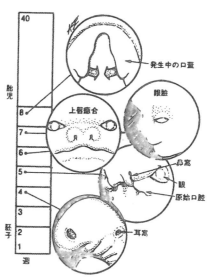

図 1.30　顔面突起の起源

### 胚子期は器官形成期

　上図は上唇の発生は発生第 7 週、口蓋の形成は発生第 8 週に行われることを示す。したがって、喫煙は特にこの期間だけは避けることが望ましい。

11) 寺木良巳、相山誉夫訳：Avery 口腔組織・発生学　医歯薬出版　1991 年 12 月

# 3. 上唇の形成[11]

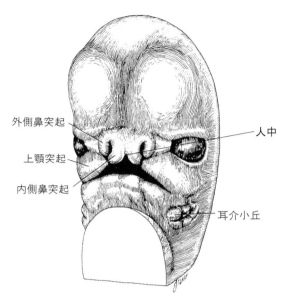

図 3.5　顔面の発生．6 週胚子

　内側および外側鼻突起は発生第 6 週までに馬蹄形隆起として出現し、馬蹄の口の部分で口腔と接している。内側鼻突起はこの鼻窩の内側にあり、外側鼻突起は上顎突起と密接に接している（図 3.5）。

　発生第 6 週に左右の内側鼻突起が正中線で成長癒合して額間部を形成し（図 3.5）、これから上唇の正中部、一次口蓋および歯槽突起の切歯付着部が発生する。成人顔面では、この上唇正中部が鼻孔下に 2 本の垂直隆線、いわゆる人中を形成する。この額間部の外側境界には最初、裂溝があって、これがやがて上唇の外側面を形成することになる上顎突起との間を仕切っている（図 3.5）。この裂溝は鼻孔床上顎内にあるため、もし隣接する突起を被覆する上皮（図 3.6, 3.7）の接触、癒合、崩壊が起こらないと口唇裂を生じる恐れがある。この上皮の癒合、崩壊が起こらないと口唇組織は混ざり合うことが出来ないわけで、この癒合によってはじめて 1/3 の内側鼻突起と 2/3 の上顎突起から上唇が形成される。以上の事象がおこるのは発生第 6 週、ちょうど内側および外側鼻突起が前方に伸びつつある時期である。次いで鼻孔床がその最深部で口腔の蓋部に開口する（図 3.7）。上顎突起は水平面では頬の一部、内側では二次口蓋の外側口蓋突起いの一部を形成する（図 3.5, 3.8）。

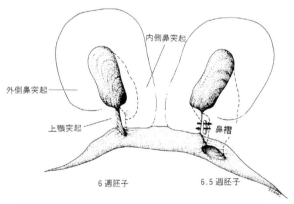

図 3.7　外鼻孔および一次口蓋の形成．矢印は貫入帯を示す

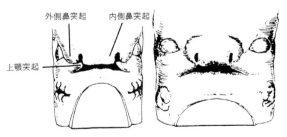

図 3.8　顔面の発生．6 週および 7 週胚子

## 4. 顔面の形成・口蓋の初期発生[11), 11']

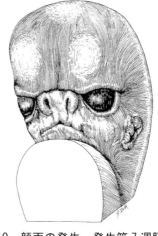

図3.10 顔面の発生．発生第7週胚子

　顔面の特徴が次々に現れてくるのは内側および外側鼻隆起の幅が長さほどには伸びず、しかも上顎突起の成長速度は増大するという偏差成長の結果である。発生第7週になると顔面は大分人間らしい外観を呈するようになる。以上、顔面は発生第5週〜第7週までの約2週間に、主として5つの互いに無関係にみえる組織塊（前頭鼻突起と2対の上顎および下顎突起）および舌骨弓から発生し、人間らしい顔を形づくる（図3.10）

### 口蓋の初期発生

　口蓋は口腔と鼻腔の間に介在する組織のことである。口腔は一つの内側口蓋突起と二つの外側口蓋突起という3つの部分から発生する。（図3.11）。内側口蓋突起は二次口蓋に先立って発生第6週初めに出現するので、一次口蓋ともよばれる。一次口蓋はちょうど口唇と同様、発育する上顎の上顎突起の間から顎間部（楔形の隆起物）として発生する（図3.11B）。

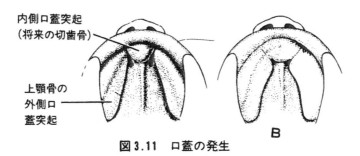

内側口蓋突起
（将来の切歯骨）

上顎骨の
外側口
蓋突起

B

図3.11　口蓋の発生

　発生第6週末には、二次口蓋を形成する外側口蓋突起が口窩と結合した上顎突起の内側端から発生する。外側口蓋突起（口蓋架）はまず内方で（図3.12），次いで舌の両側を下方もしくは垂直方向に成長する（図3.13）。この時期の舌は細長く口鼻腔をほぼ完全に満たしつつ鼻中隔に達する。

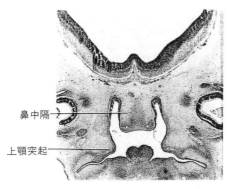

鼻中隔

上顎突起

図3.12　6週胚子の口蓋

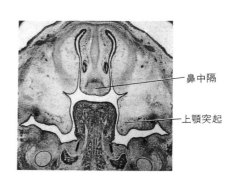

鼻中隔

上顎突起

図3.13　7週胚子の口蓋

11'）寺木良巳、加賀山　学、相山誉夫訳：Avery　口腔組織・発生学　第2版　1999。5.
　　医歯薬出版株式会社

## 5. 口蓋の閉鎖[11)

　口蓋の閉鎖は次の様にして行われる。まず、口蓋突起が水平になった後、正中線で突起の接触が起こる。まず、内側口蓋突起の直ぐ後方で外側口蓋突起の閉鎖もしくは癒合が起こる（図 3.17B）. 閉鎖または癒合とは突起が接触し、介在する上皮が消失し、結合組織が正中線を超えて成長する過程をいう（図３．17 C,D.）.

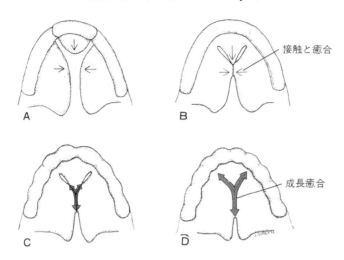

図 3.17　口蓋突起の癒合 fusion と成長癒合 merging. 矢印は成長の方向を示す

## 発生異常：口唇・口蓋裂

### 片側性唇裂

　片側性唇裂は一個の上顎突起が内側鼻突起とうまく合致、癒合しないためにおこり、口唇が内側部と外側部に分断されてしまう、片側性の唇裂では、口唇と鼻の組織が付着した側に引っ張られるため、鼻のゆがみを生じる（図 3.21）。

### 一次・二次両口蓋の口蓋裂

　一次口蓋と二次口蓋とにおける口蓋裂、すなわち完全口蓋裂は、3 つの口蓋突起が成長しないか、もしくは相互間でも鼻中核とも癒合しないために生じる。（図３．26）。

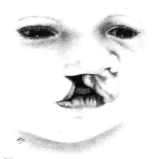

図 3.21　片側性完全唇裂

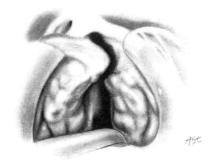

図 3.26　片側性唇裂・口蓋裂の臨床像

# 6. 唇裂と口蓋裂　　（自験例、喫煙歴不明）

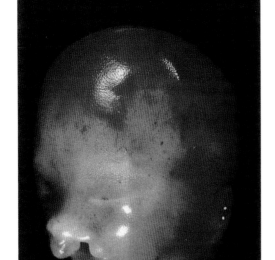

片側性唇裂・口蓋裂
（第18週齢胎児）

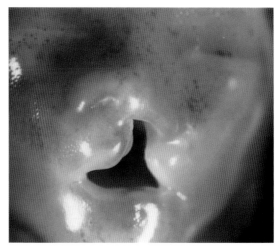

表面より深部へ（1〜6）

1

2

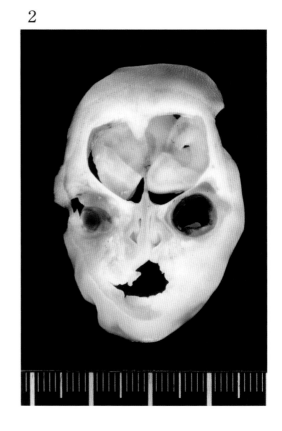

片側性唇裂・口蓋裂
（同骨格標本）

3

4

5

6

片側性唇裂・口蓋裂
（同骨格標本）

# 第5編　喫煙と無脳症

## 1. 喫煙量と無脳症 [13]

　妊婦喫煙量と奇形との関係についてはまだよく知られていない。喫煙により中枢神経系の閉鎖障害（ASB）いわゆる無脳症との関係について研究した論文がある。

　この論文では対照の女性は各人の喫煙習慣の程度により、次の5群に分けた。すなわち、喫煙なし（1週間に数本程度の喫煙者も含む）、喫煙あり（1日あたりの喫煙本数が10本以下、10〜19本、20本またはそれ以上）、記載なし（NS）,NS群は多少全体の11%を占めていた。結果は表1の通りである。

### 表1. 検討各群における喫煙習慣の分布

| Diagnosis | Cases | | | | | | | Control subjects | | | | | | |
|---|---|---|---|---|---|---|---|---|---|---|---|---|---|---|
| | — | 0 | <10 | 10-19 | ≥20 | NS | Total | — | 0 | <10 | 10-19 | ≥20 | NS | Total |
| Anencephaly | 3 | 9 | 4 | 0 | 2 | 5 | 23 | 3 | 19 | 13 | 7 | 0 | 4 | 46 |
| Myelomeningocele | 1 | 18 | 8 | 4 | 2 | 5 | 38 | 6 | 39 | 9 | 11 | 4 | 7 | 76 |
| Encephalocele | 0 | 2 | 3 | 3 | 0 | 1 | 9 | 0 | 12 | 3 | 1 | 0 | 2 | 18 |
| Total ASB | 4 | 29 | 15 | 7 | 4 | 11 | 70 | 9 | 70 | 25 | 19 | 4 | 13 | 140 |
| % of total | 6 | 41 | 21 | 10 | 6 | 16 | | 6 | 50 | 18 | 14 | 3 | 9 | |
| % of known smoking habits | | 53 | 27 | 13 | 7 | | | | 59 | 21 | 16 | 3 | | |
| % of known smoking habits, NS included | | 44 | 23 | 11 | 9 | 17 | | | 53 | 19 | 15 | 3 | 10 | |

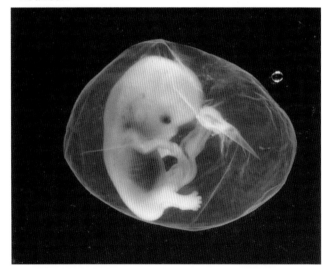

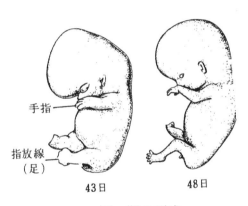

手指

指放線
（足）

43日　　　　　48日

図. 脳の形成

　上表の様に患者対照研究（Case – control study)ではASB　66例、対照131例についてのデータを検討した。対照群の母親に比べ、ASB患児の母親は正常な喫煙パターンを示した。　なお、　いくつかの報告で示唆されている妊婦喫煙とASB患児の出生との間の関連性については、今回の検討では証明できなかったことを指摘しておかなければならないと、著者は述べている。

13) Ericson,A.,Kallen,B.,Westerholn,P: Cigarette Smoking as etiologic factor in cleft lip and palate, Am. J. Obstet. Gynecol. 135:348,1979.
　Kullander,S.,Kallen,B.,: A prospective study of smoking and pregnancy. Acta Obstet. Gynecol. Scand,50:83,1971.
　Kullander,S.,Kallen,B.,and Sandahl,B.: Exposure to drugs and other possibly harmful factors during the first trimester of pregnancy,Acta Obstet Gynecol. Scand 55:395,1976.

## 2．無脳症の発生 [11]

　無脳症 anencehalus は神経管頭方部の閉鎖不全であり、出生時に脳は体表に露出した退化組織塊で頭蓋冠が欠けているため頭部の外観は特有のものとなる。

　中枢神経系は発生第 3 週のはじめに、細長いスリッパ状の肥厚した外胚葉板、すなわち、神経板として出現する。この板の外側縁はまもなく隆起して、神経ヒダを形成する。この神経ヒダは、中心線上で互いに徐々に接近して、ついには癒合する。これらの神経ヒダの融合による神経管の形成は胚体中心部で始まり、頭側および尾側方向へ進む。神経ヒダの頭側および尾側端は、しばらく融合しないで開いたままの形で頭神経孔と尾神経孔を形成する。これら神経孔は発生第４週に閉鎖し、中枢神経系の基本ができあがる（図1）。

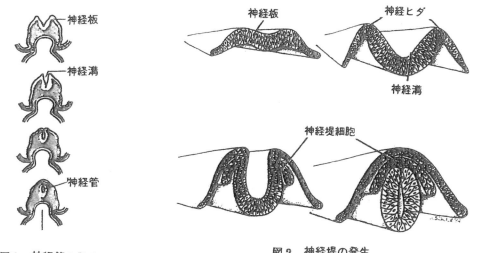

図1．神経管の発生　　　　　　　　図2．神経堤の発生

　この神経管が閉鎖する時期に、神経ヒダの稜部から"神経堤細胞"として知られる特有な細胞集団が分かれる。これらの細胞群は、表層の外胚葉下で、特に頭頂部において広い範囲に遊走する（図 2）。そしてそれらの細胞からいろいろな種類の細胞が生じ、多くの組織の構成成分となる。これらの細胞が形成する組織は外胚葉性間葉とよばれる。

　癒合した神経ヒダからは、発生第４週までに 3 つの一次脳胞、すなわち前脳胞、中脳胞、および菱脳胞が形成される。これら一次脳胞からは急速に二次脳胞が発生する（図3）。

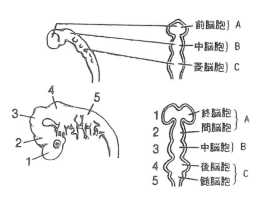

図3．脳胞の発生

以上の様に神経管頭方部の閉鎖不全のため脳の形成が行われず無脳症となる。

11) 寺木良巳・相山誉夫訳：Avery 口腔組織・発生学 1991 医歯薬出版

# 無脳症例（満期出産）自験例

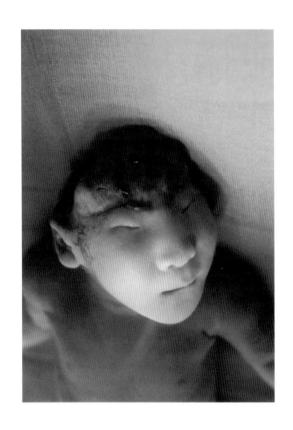
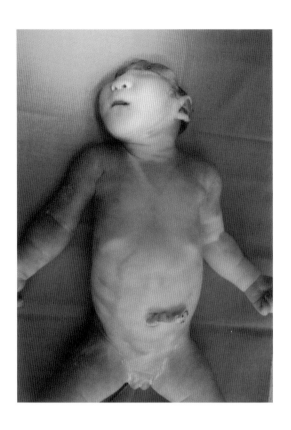

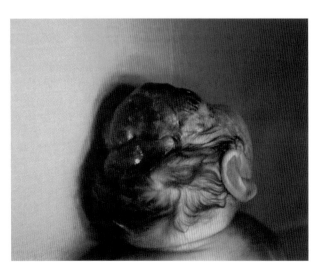

母親：喫煙歴なし

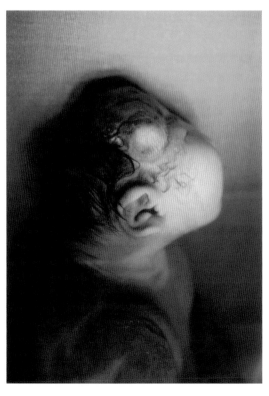

# 第6編　先天性奇形の遺伝的原因

## 1．染色体異常

　先天性奇形をもたらす遺伝的な原因は、染色体異常または遺伝子の異常のいずれかに帰することができる。

### 染色体異常 [11]

　今日、多くの染色体異常は、染色体数の異常によってもたらされることが知られている。染色体の数的異常は、正常な染色体数（ヒトでは46個）に対する増加または減少として表わされる。染色体1個の減少、すなわち、モノソミーmonosomy(染色体数45個)の場合は、通常致死的である。染色体数が1個またはそれ以上増加している場合は催奇形的であり、先天性奇形を生じる。その余分の染色体は、常染色体の場合もあり、性染色体の場合もある。1個の余分な染色体がある場合には、トリソミーtrisomy として知られる状態が発生する。その最もよく知られている例としては、21トリソミーtrisomy21 すなわちダウン症候群 Down's syndrome(蒙古症 mongolism)がある。この異常をもった個体の体細胞では21番目の染色体が3個からなっている。したがって、これらの細胞はいずれも47個の染色体をもっている。本症の奇形の特徴として、精神発育遅延、蒙古人様眼瞼裂、鞍鼻、および舌挺出（巨舌症）がみられる。

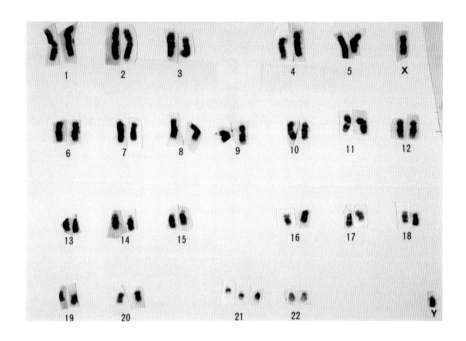

　　21トリソミー：ダウン症候群の出現頻度は、母親の年齢が進むにつれて増大するので、不分離は精子発生よりも、卵子発生過程中にしばしば起きると考えられている。ダウン症候群は25歳以下の母親には2、000回の出産に1回であるが、40歳以上の母親では約100回の出産に1回である [14]。

11)　寺木良巳、相山誉夫訳：Avery 口腔組織・発生学　医歯薬出版　1991年12月
14)　沢野十蔵訳：ラングマン人体発生学　第5版　医歯薬出版　1988年2月

## 2．ダウン症候群（21 トリソミー）

　正常なヒトは男女とも 46 本の染色体をもつが、そのうち 2 本は性染色体で、残りの 22 対の常染色体である。性染色体は女性では X2 本、男性では　X および Y 各 1 本である。

性染色体の異常は、女性生殖子に起きる X 染色体の不分離現象は、ほとんど卵子形成過程で生じている。これは、染色分体が互いにキアズマを形成して、いわばからみ合った状態で長い場合には 40 年以上も経過することを考えれば、むしろ正常に分離することが不思議である。このような状態が不分離の発生と関係をもつことは、不分離が母の年齢とともに急速に増加する事実によって裏付けされる。

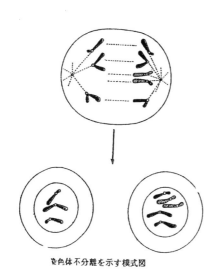

色色体不分離を示す模式図

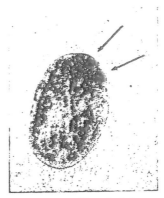

図 性染色質（Barr body）
この細胞では性染色質 2 個がみられる．48, XXXY の症例の buccal smear である．

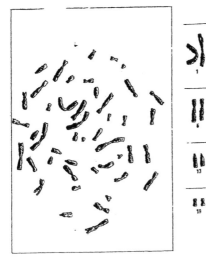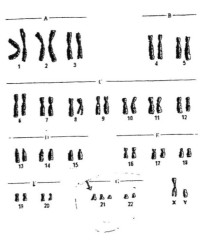

異数性染色体異常，47，ＸＹ，Ｇ＋（ダウン症候群）

# 3．ダウン症候群の臨床症状

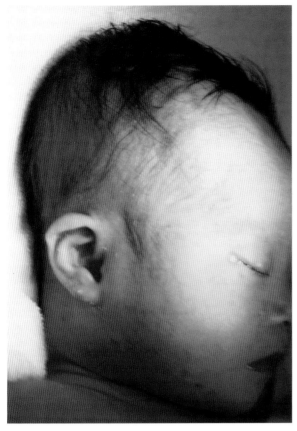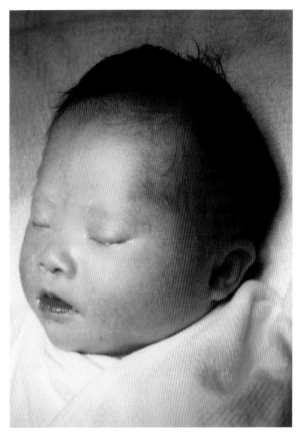

自験症例　　　ダウン症候群（満期出産事例）の頭部像

　ダウン症候群の症状は顔及び手、足に集中しているが、顔眼、頭、眼症状、耳、頚部、鼻　口唇、歯などに多岐にわたる症状が見られる。すなわち、扁平な幅広い顔、短頭型、後頭部の扁平、蒙古人様眼瞼裂、内眼角贅皮、両眼開離、斜視　耳の奇形、鞍鼻　口唇よび舌、口腔、歯などの異常が報告されている。

　鞍鼻（flatness of nasal bridge）
　　鼻は鞍鼻であり、いわゆる鼻すずが通っていないため、
　　両眼開離が強調される。X線写真では鼻骨の低形成がみられ、
　　篩骨は発育が悪く、成人になっても上顎洞の形成を見ないこと
　　が多い。日本人ダウン症はこの症状の頻度が欧米人に比較し
　　て高い　15)

15) 塩野　寛、門脇純一：ダウン症候群　1978　南江堂

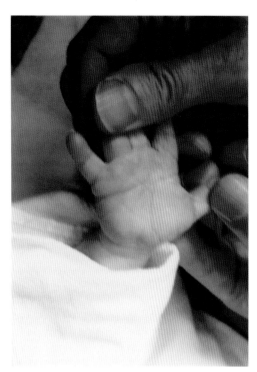

猿線：

　手掌をまげてできる大きな3本の
屈曲線がある。これがダウン症では
1本の屈曲線、いわゆる猿線となって
出現する。

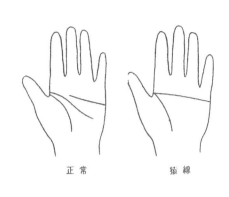

正常　　　　　猿線

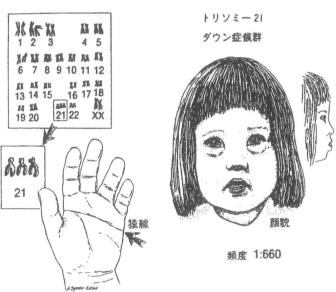

トリソミー21
ダウン症候群

顔貌

頻度　1:660

図1.34　染色体異常[11]

11) 寺木良巳、相山誉夫訳：Avery 口腔組織・発生学　医歯薬出版　1991年12月

# 4．ダウン症とセロトニン

## 精神発育遅延の原因か[30]

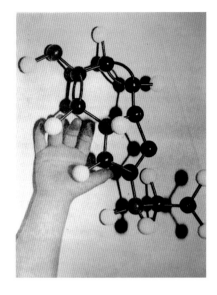

　新生児ダウン症の顔貌は、正常な新生児と共通した症状を持つため、新生児期に気が付かないで、その後の身体発育、精神発達の遅延ではじめて気が付くことがある。小奇形の観察でおよその検討が付くが、こと精神の遅延の鑑別は月日を要する。ダウン症の病因については21番染色体のトリソミーに由来する染色体の異常によることは知られても、小奇形のほかの精神発育遅延の本態については未だよく知られていない。ダウン症児においてトリプトファンの代謝産物であるセロトニンはトリソミー型ダウン型で低く（血液）、転座型では正常であるとの報告がある。
下記の表はこれを裏付けるものである。

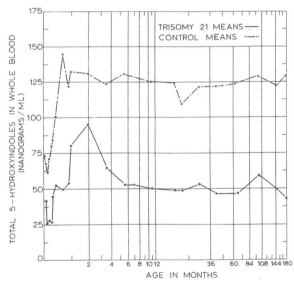

Fig. 1-4. The arithmetic means of total 5-hydroxyindole (5-HI) values in whole blood of 174 patients with trisomy 21 and 174 age-matched controls.

　上図はトリソミー21の患者174名と年令が同じ対照者174名の血中ハイドロオキシインドール（5-H1）の血中濃度を測定したものの平均値を表している。横軸には胎児の月令を示し、出生より180ヶ月に及ぶ。
　上図の通り、出生12ヶ月後の血中濃度は対照児の125mg/mlに比し、ダウン症児では50mg/mlと低値にある。

　30）Coleman M. : Serotonin in Down's Syndrom 1972. NORTH HOLLAND

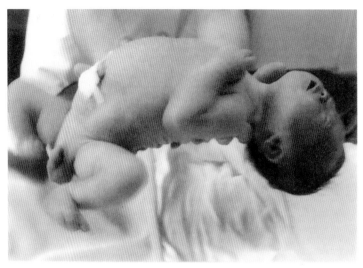

筋緊張の低下のダウン症児

Landau 体位の 5-HTP による効果

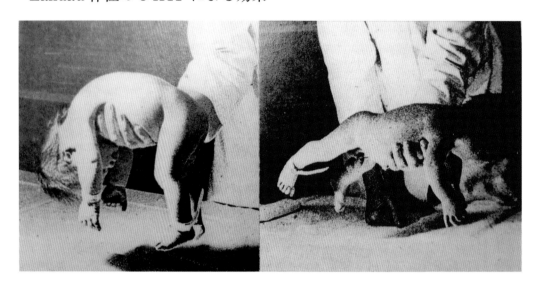

左：投与前　　右：投与 24 時間後（1971）[30]

　上図の写真は、ダウン症児に筋緊張の低下（dandaw 体位）がみられる。これにセロトニンの前駆物質である水酸化トリプトファンを与えたところ、投与 24 時間後に筋緊張がみられた。その後、血中セロトニン値を目的として治療が行われ、筋緊張の改善、行動の改善がみられたとの報告があるが、一方、副作用として運動不安、嘔吐、下痢などがみられた。この薬の知能回復への効果についても 1985 年、当時は結論が出ていない。

## 5. 出生前検査、年齢制限外す

（新指針　施設に認証新制度）.

　　妊婦の血液から、おなかの赤ちゃんのダウン症などを調べる出生前検査（NIPT）について、日本医学会の委員会は 18 日、検査の対象となる妊婦の年齢制限をなくすことを決めた。35 歳以上とされててきたが、新指針では赤ちゃんの病気に不安を抱えるすべての妊婦が受けられる（朝日新聞　2022 年 2 月 19 日）

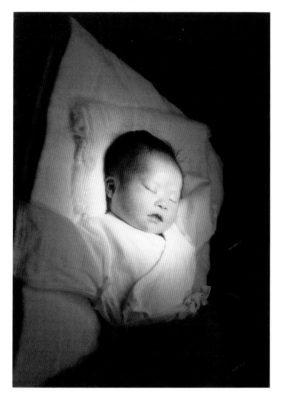

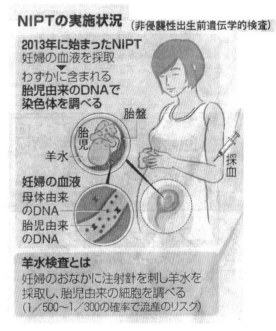

NIPTの実施状況（非侵襲性出生前遺伝学的検査）

2013年に始まったNIPT
妊婦の血液を採取
わずかに含まれる胎児由来のDNAで染色体を調べる

胎児　胎盤　羊水　採血

妊婦の血液
母体由来のDNA
胎児由来のDNA

羊水検査とは
妊婦のおなかに注射針を刺し羊水を採取し、胎児由来の細胞を調べる
（1／500～1／300の確率で流産のリスク）

　　ダウン症かどうかを妊娠前半期に調べる出生前検査（NIPT）とは非侵襲性出生前遺伝学的検査のことで、従来の羊水検査では妊婦のおなかに注射針を刺し羊水を採取し、胎児由来の細胞を調べるもので、流産のリスクが 1/500 ~300 の確率があった。

　　このリスクを避けるため NIPT の検査が 2013 年に始まった。これは妊婦の血液を採取、その中に含まれる胎児由来の DNA で染色体を調べる方法である。

　　調査によると、2013 年 4 月～21 年 3 月までの間に、NIPT を受けた人 10 万 1218 人中、陽性 1827 人、確定検査（羊水検査など 1538 人、陽性確定 1397 人、うち人口中絶を受けた人、1261 人であった。

　　この検査を受けることによって後悔しない出産が出来ることが知られた。このことは不安を持つ妊婦によって良い制度と思われる。

# 第7編　先天性胸腹臓器ヘルニア（セロソミア）

## 1. 筋の発生 [11]

### 体節の分化

　　発生第3週の終わりまでには、胚子の神経間の両側に5〜7対の体節が見られる。体節は中胚葉組織の分節であって、それらの分節から体軸骨格と筋群が形成られる（図1.25）。

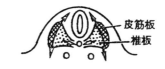

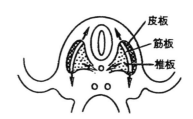

図1.25　骨，軟骨，靭帯，筋の分化

### 筋の発生

発生35日までに42〜44対の体節が形成される。そのうち4対は後頭節、8対は頚部、12対は胸部、5対は腰部、5対が仙部、8〜12対が尾部である（図1.18）。

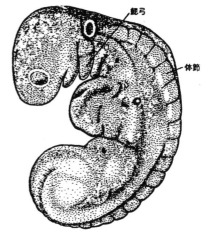

図1.18　筋の発生

### 腹壁の形成

発生第10週までに、筋繊維は四肢の背側表面に分布する上分節と、体肢の腹側部に分布する下分節に分かれる。

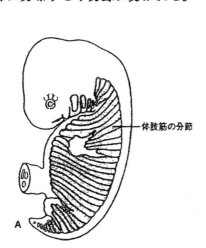

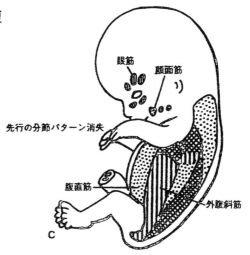

図1.19　A：骨格筋の発生，B：筋の種類，C：骨格筋の分化

11) 寺木良巳、相山誉夫訳：Avery 口腔組織・発生学　医歯薬出版　1991年12月

# 2. 腹壁形成とセロソミア [16]

## 1）腹壁の形成

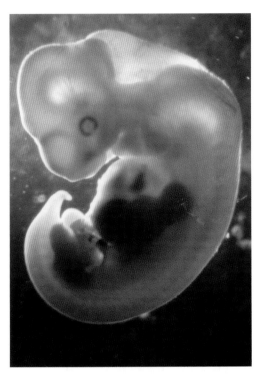

図　ヒト6週胚子（CR 8 mm）

　発生第3週に入り3層性胚盤が形成され，中胚葉はさらに沿軸中胚葉，中間中胚葉および側板中胚葉に分かれる。第20日頃，沿軸中胚葉は体節という有対の立方形をした細胞群に分節し，皮板，筋板，椎板をつくる。胚内体腔は側板中胚葉を2層に分離し，壁側層と臓側層になる。壁側中胚葉と胚性外胚葉とが壁側板 somatopleure を形成する。臓側中胚葉と胚性内胚葉で臓側板 splanchnopleure が形成される。

発生第4週に入り胚子期がはじまるが扁平な3層性胚盤から折りたたみによって，やや円筒状に近い体の外形ができる時期である。胚子の急速な発育によって縦と横の折りたたみがおこる。胚盤周辺部の発育が速やかで中心部に向かい胚子と卵黄嚢の境を狭窄するようになる。横型の折りたたみは左側と右側の側面ヒダ lateral fold を生ずる。両側の壁側板は正中線に向って折りたたまれ，胚盤の縁は腹側に向ってまきこまれる。同時に頭側体壁中胚葉は胸，上腹壁の形成にあづかり，尾側体壁中胚葉は尿のうを含めて下腹壁を形成する。この様にしてほぼ円筒状をした胚子が発生第4週頃に形づくられる。結局，前腹壁は胚盤の折りたたみの過程によって形成される。

## 2）セロソミア celosomia の形成

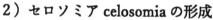

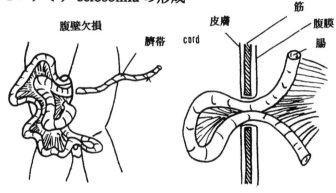

腹壁破裂　（Snell[15]，1975 より改変）

　Duhamel[5]（1963）は胚子期の腹壁は頭，尾および両側の4枚の体皺壁の発育，接合によって形成されるが，それぞれの皺壁は羊膜と壁側中胚葉からなる壁側板，卵膜と臓側中胚葉からなる臓側板の2層からなり，これら各部の胎生皺壁起源性の形態発生異常によって惹起される体壁奇形を celosomia と称し，それぞれ部位により upper（cephalic），middle（leteral）and lower（caudal）celosomia と3群に分類している。ことに側方皺壁の形成不全はもっとも一般的な臍帯ヘルニアであり壁側におこると脱出口も大きくヘルニア嚢は羊膜で被われヘルニア内へ大部分の腹腔臓器が含まれることになる。

16）寺木良巳：腹壁破裂の症例ならびに embryogenesis について　聖マリアンナ医大誌
　　10：68〜77、1982。

43

# 3. 内臓脱出症例[16]

先天的に腹部内臓脱出の奇形はしばしばみられるが，中でも腹壁破裂はきわめて稀な疾患の一つであるといわれる。今回，腹壁破裂の一症例を経験したので臨床経過ならびに剖検所見を報告し，本症例が臍帯ヘルニアと発生学的にも臨床的にも異なる疾患であることをたしかめた。つぎに正常な腹壁形成は発生の如何なる時期にどのようにして形成されるかをヒトおよび鶏胚子について発生学的に検討した。腹壁破裂の embryogenesis については現在なお明らかでないが，体壁皺壁中胚葉の分化が妨げられた結果によるもの，臍部奇形にその原因を求めるもの，最近では臍腸間膜動脈の血行障害説などがみられる。この血行障害説は興味がもたれる。この点さらに実験的に検討する必要があると考えられる。

## I. 症 例

本症例の臨床経過は表1の通りである。母親は24才の初産婦で家族歴，遺伝関係などに特記すべきこともなく薬剤服用の事実はない。今回，妊娠第36週にて尿糖2回陽性，糖負荷試験は陰性であった。妊娠40週と6日にて陣痛のため入院，間もなく児心音弱く聴取し難いため直ちに分娩室へ移し自然娩出せしめた。児は未熟児で女児であった。娩出後の啼泣も弱く児はまもなく死亡した。

児の所見としては右側の腹壁欠損部より腹部内臓の大部分が脱出し，各臓器は全体に浮腫様で暗赤色の肥厚などがみられた（図1）。

### 表 1 臨床経過

| |
|---|
| 母 24歳，初産婦 |
| 妊娠経過：第36週にて尿糖（＋） |
| 　　　　　妊娠初期の薬剤服用なし |
| 分娩経過：妊娠40週6日にて自然分娩 |
| 　　　　　胎児切迫仮死，仮死II° |
| 　　　　　女児，体重 2,400 g |
| 　　　　　出生8分後死亡 |
| 臨床診断：未熟児，児奇形 |
| 　　　　　腹部内臓脱出 |
| 　　　　　羊水過多症（1000 ml） |
| 　　　　　腸管閉鎖の疑い |

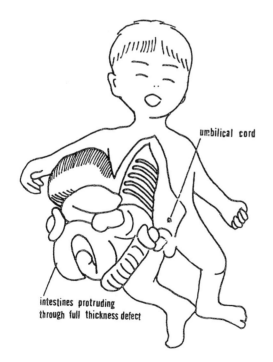

umbilical cord

intestines protruding
through full thickness defect

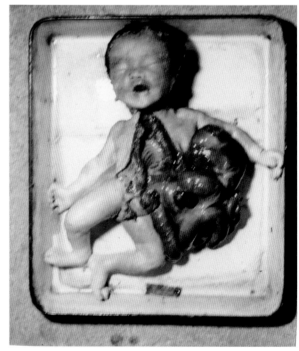

図 1 臍の右側方，腹壁欠如部より腹部内臓の脱出がみられる。

44

臍帯ヘルニアは、腹腔内臓器が胎生初期の状態の様に臍帯の中に脱出したまま出生したもの、合併症が多い。腹壁破裂は腹壁欠損部より無嚢性に腸管が腹腔内に脱出、正常な臍の多くは右側（臍腸間膜血管の閉鎖によるため）、合併奇形は少ない。

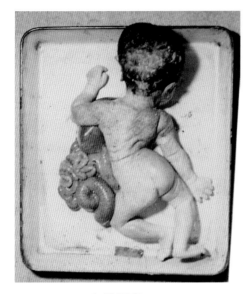

脊椎側弯

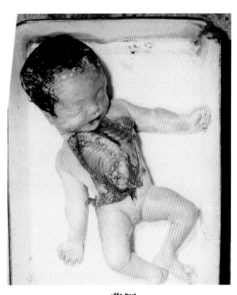

背側

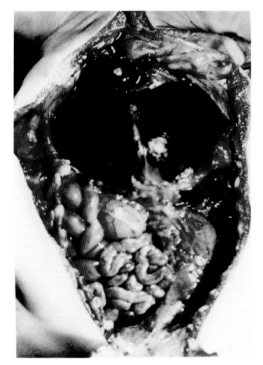

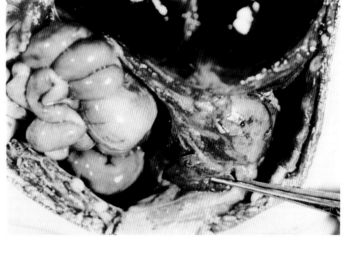

腹腔内臓（肝臓、脾臓，胃、小腸、腹部内臓（大腸、膀胱、子宮、卵管、卵巣）脱出
肝臓分葉異常（分葉形成なし）
脾臓圧痕形成

# 第8編　癒合双子

## 1. 胎盤と卵膜

### 二・一卵性双子における可能性のある胎児と胎盤の関係

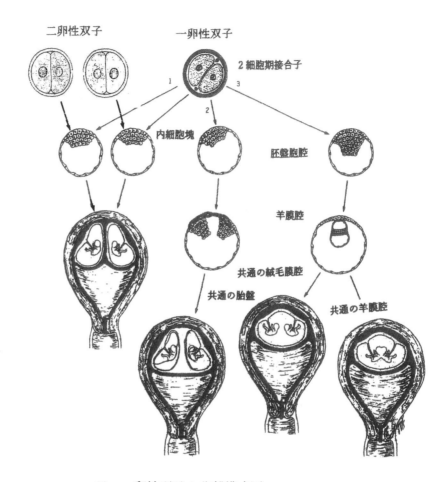

二・一卵性双子の分離模式図

## 癒合双子 [05)]

　発生の後期にみられる接合子の分離は、胚盤の中軸域の異常分離、または不完全分離を生じる。双一卵性と二卵性双胎があり、通常は主として①隔膜卵膜の所見、②胎盤の所見、③胎児の性による。しかし、まれに一卵性双胎もあるので相似性による判断もある。

　双子の型に二卵性と一卵性がある。二卵性双子は二つの卵子が同時に排卵され、それがそれぞれ別々の精子で受精された結果である。それぞれ別個の羊膜、絨毛膜、および胎盤を有している。

　一卵性双胎は1個の受精卵から2個の体芽が発生したもの、胎児は常に同性で、共通の一個の胎盤を有し、共通の絨毛膜および被包脱落膜に包まれているが、羊膜のみは別々で、それぞれ別個の羊膜嚢を持ち、両羊膜嚢の隔壁は2枚の羊膜よりなっている。（二羊膜一卵性双胎）、まれに羊膜嚢は隔壁を持たず共通の1個のことがある（一羊膜一卵性双胎）。また極めて稀には、受精卵の分割時期によって二羊膜二絨毛性の一卵性双胎をみるとがある。極めて稀に一羊膜一卵性双胎では、両児がその頭部、臀部または胸腹部で癒合し、いわゆる重複奇形を生じることがある。

05) 杉山陽一：小産科学；1972　金芳堂

## 2. 癒合双子の症例（胸結合体）（自験例、喫煙歴不明）

発生の後期にみられる接合子の分離は、胚盤の中軸域の異常分離、または不完全分離を生じる。すなわち、胚子は必ずしも完全に各々分離せず、一つの羊膜、一つの絨毛膜および一つの胎盤となる。

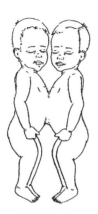

胸結合体

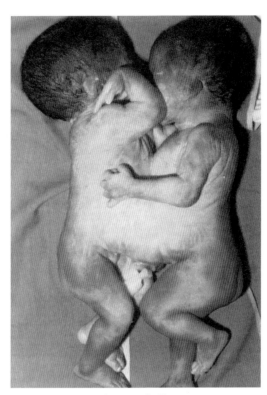

胸腹癒合体

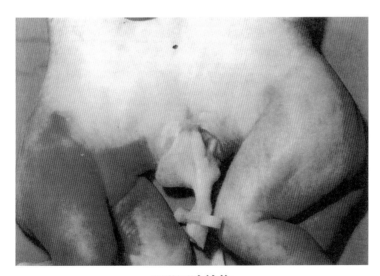

臍帯同時結紮

# 3. 臍帯と羊膜

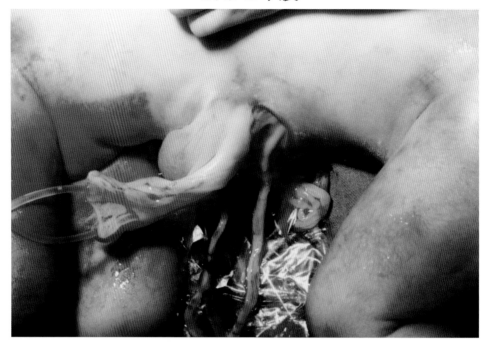

太い臍帯（左）　　細い臍帯（右）

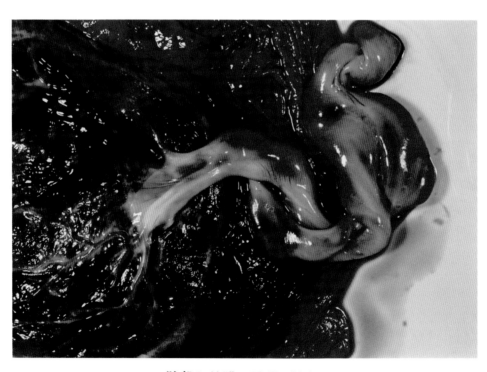

胎盤と羊膜、臍帯（左）

# 4. 胎盤・羊膜・臍帯

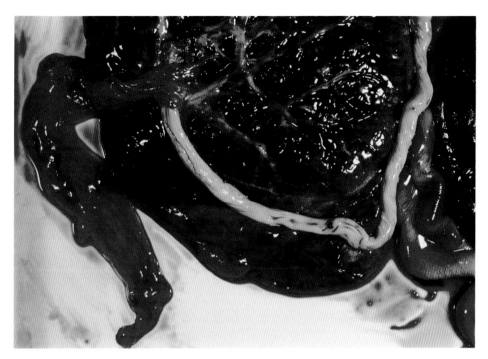

胎盤と羊膜、臍帯（右）

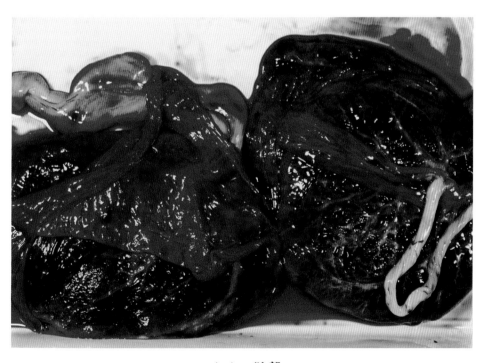

左右の胎盤

# 第9編　先天性奇形の原因となる環境因子

## 1．薬剤[11]

　妊娠期間中に使用した場合、催奇形性を有するとされている特定の薬剤は今までのところわずかであるが、妊娠の早期には薬剤の投与は避けるべきである。いったんは、安全な催眠剤、制吐剤と考えられたサリドマイド thalidomide のあの悲劇的な影響を思い出してもらいたい。サリドマイドが原因で四肢の一部ないし完全な四肢欠損が生じたのである（図）。アミノプテリン aminopterin も、妊娠早期に流産誘発剤として用いられる危険な薬剤である。本剤を投与して、妊娠中絶が起こらないで妊娠が継続した場合、胎児に口唇裂、口蓋裂などを含む先天奇形が起こることがある。このアミノプテリンは葉酸の拮抗剤であり、催奇形量よりやや多い量で妊娠中絶がおこるので、結核に罹患した女性に、治療の目的で流産セしむるために妊娠初期に使用される。流産の起きなかった 4 例に奇形児が生まれた。奇形の種類は無脳症、水頭症、および口唇裂と口蓋裂であった。ただ、過去の例で十分に立証されたものではない[14]。

　近年、登場したプロスタグランジンは、わが国では治療的流産薬として用いられているが、同じオータコイドのセロトニンも実験動物では流産、催奇形作用があることが知られている。いずれも内因性物質で、局所ホルモンとも呼ばれ血管平滑筋、子宮平滑筋収縮作用がある。この血管収縮作用が流産を引き起こすと考えられる。

　ホルモン：　ヒトにおけるホルモンの催奇形性物質としての作用については、はっきりしたことは分かっていない。しかしいくつかの実験動物では、コーチゾン cortisone によっては高唇裂や口蓋裂などが起こることが知られている。

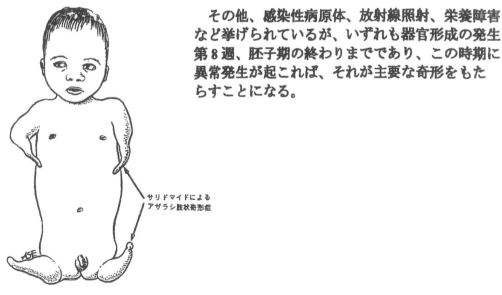

　その他、感染性病原体、放射線照射、栄養障害など挙げられているが、いずれも器官形成の発生第 8 週、胚子期の終わりまでであり、この時期に異常発生が起これば、それが主要な奇形をもたらすことになる。

図1.39　サリドマイドの影響

サリドマイドによる
アザラシ肢状奇形症

11) 寺木良巳、相山誉夫訳：Avery 口腔組織・発生学　医歯薬出版　1991 年 12 月
14) 沢野十蔵訳：ラングマン人体発生学　第 5 版　医歯薬出版　1988 年 2 月

# 2．血管収縮物質

| | 平滑筋収縮 [17] | 妊娠中毒症の病態 [18] |
|---|---|---|
| 1）瞳 孔 | 散瞳：交感神経作動様アミン<br>縮瞳：抗コリンエステラーゼ剤，コリン作動薬 | **血管攣縮**<br>**［関与する血管作動物質］**<br>　1）カテコールアミン<br>　　・$\alpha_2$ adrenoreceptor<br>　　・ニューロペプタイドY<br>　　・ニューロキニンB<br>　2）NO<br>　3）エンドセリン<br>　4）セロトニン<br>　5）PG系<br>　　・プロスタサイクリン<br>　　・トロンボキサン<br>　6）アンジオテンシンⅡ |
| 2）血 管 | アドレナリン$\alpha$受容体作動薬，ドパミン，アンギオテンシンⅡ，ヒスタミン（肺動静脈，大動脈，中大脳動脈），エンドセリン，プロスタグランジン$G_2$，$H_2$，エルゴタミン | |
| 3）呼吸器 | コリン作動薬，プロプラノロール，ヒスタミン，セロトニン，ロイコトリエン類，プロスタグランジン$F_{2\alpha}$，血漿キニン | |
| 4）消化器 | コリン作動薬，ヒスタミン，セロトニン，血漿キニン類，サブスタンスP，K，ボンベシン，プロスタグランジン$E_1$，$E_2$（縦走筋），$F_{2\alpha}$ | |
| 5）子 宮 | プロスタグランジンE（妊娠子宮），F，オキシトシン，麦角アルカロイド | |

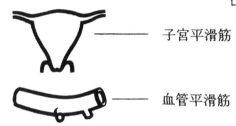

　　　　　　　　　　 ―――― 子宮平滑筋

　　　　　　　　　　 ―――― 血管平滑筋

血管収縮物質の種類

　ニコチンは上記記載の枠内に見出されていない。しかしカテコールアミン交感神経亢奮様薬物（アドレナリン作動薬）の様な薬理作用を持っている。この交感神経系の刺激により、種々の血管作動物質が放出され血管収縮の一因となっている。

**オータコイド**は生体内で、生理的ないし病的な条件下で生成され、主として生成部位周辺で放出される。微量で著明な生理作用を示す。此の中にはヒスタミン、セロトニン、血漿キニン類、アンジオテンシン、プロスタグランジンなどがある。これらは強い平滑筋収縮物質となる。

**17)** 藤原元始、他．：医科薬理学　第2版、1991年、南山堂

**18)** 日産婦医会．：妊娠中毒症　研修ノート No.64 平成13年3月

# 3. セロトニンの催奇形性と胎児毒性

　催奇形性：マウス、ラットにおいて諸家により報告されているセロトニン奇形の種類は神経系の異常、骨格欠損、浮腫、内臓奇形などであり、特に脳や眼などに異常が多く報告されている。一方、マウス、ラットにおいては 15〜80mg/kg で胎児死亡を認めたとの報告が多い。鶏胚も同様に認められる。

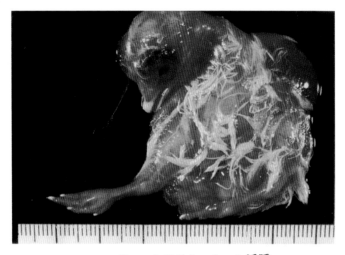

鶏胚におけるセロトニン浮腫

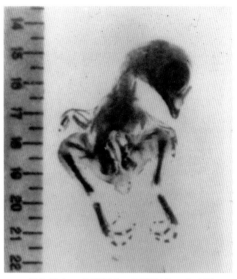

骨格標本．脊椎屈曲．腰椎断絶．左右脛
骨—中足関節伸硬直．趾骨内反．

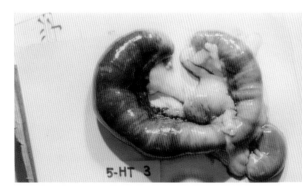

セロトニン投与後開腹（左出血）

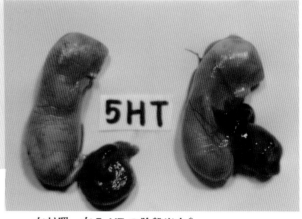

左対照　右5-HT の胎盤出血*

＊ 寺木良巳：産科合併症・原因分析　2021年　考古堂

# ４．プロスタグランジンの催奇形性と胎児毒性

　PGF2αの添付文書に動物実験（ラット）により催奇形作用が認められている。
マウスで PGF2αにより吸収胚の増加と奇形発生が報告されている。多くは内反足、椎弓
癒合、胸骨癒合、口蓋裂などであった[7]。

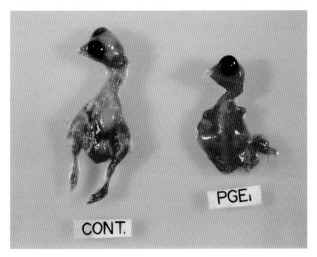

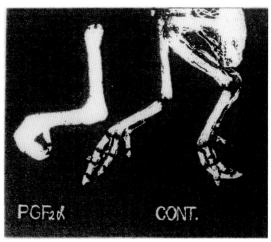

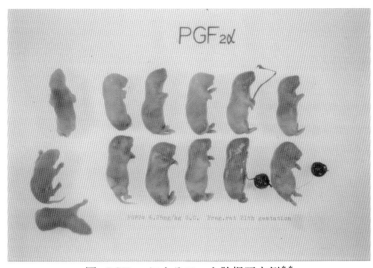

写真は PGF₂α6.5mg/kg s.c.　投与、
妊娠 21 日目のラット一腹中の胎児で
4 時間後、剖検した結果、左の 3 匹は
生存、動きが見られる。右の 10 匹は、
すでに死亡していた。

図.PGF₂αによるラット胎児死亡例**

** 寺木良巳：子宮収縮剤の本質と過剰投与の背景　2018年　考古堂

## 第10編　鶏胎仔発生に及ぼすニコチンの影響と神経の発達

### 1. ニコチン水症 [19]

　これまでタバコのヒト出生時体重を指標として、喫煙の影響を疫学的な方法がとられてきたが、原因は喫煙による子宮胎盤血管の収縮による血流障害によるものと推定されてきた。しかしヒトはヘテロな集団であり、環境もそれぞれ異なることから、疫学的方法には限度がある。統計からでは原因の解明には至らない。著者らが実験的手法として鶏卵を用いたのは、卵殻内における成長、発育であるため、胎仔におよぼす外界の影響が比較的少ないこと。ヒトと胎仔発育過程が相似し、ヒト 267 日に対し、ニワトリでは 20−21 日と短期で、同時に多数の実験が出来、対照例と実験例の比較が容易におこなわれること。子宮内と卵殻内の環境が胎仔にとって類似している事も興味がある。これらの利点を生かし、ニコチンの鶏胎仔の発育におよぼす影響に就いて検討した。

　わが国で鶏胎仔を用いてニコチンの研究を行ったのは角尾が始めてで、その研究の糸口となった経緯について、　角尾は "煙草の薬理" と題して、次の様に特別講演で述べている。「最近煙草の害ということについて一般に極めて神経質になっていることは周知の事実であるが、私共はこれと無関係な立場から Nicotine に関する仕事を始めた当初に Nicotine 水腫（後に"Nicotine 水症"と改めた）なる奇異な現象に遭遇し、この "Nicotin 水症" を指標として煙草成分の毒性を検討したならば、Nicotin の毒性についても新しい見解が得られるのではないかと思った。元来 Nicotine は猛毒とされ、量に応じて中枢神経の初期興奮後延髄、間脳における重要なる諸中枢が速やかに麻痺に陥るので、大量投与の場合には呼吸中枢の電撃的麻痺のため死がくる。喫煙というきわめて広くゆきわたっている習慣を思うとき、このように強烈な作用を有する Nicotine を慢性的な作用の面から検討することの重要性を今更に痛感する。」と口演された。

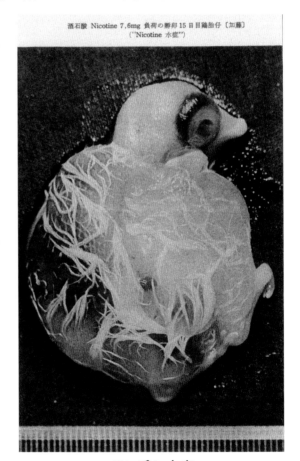

酒石酸 Nicotine 7.6mg 負荷の孵卵 15 日目鶏胎仔〔加藤〕
（"Nicotine 水症"）

ニコチン水症

19)　角尾　滋：煙草の薬理、昭和医誌、17:481-489,1958.

## 2. 鶏胎仔奇形に関する研究 [20]

　先天異常ことに形態学的成形異常成立に関与するある種の外性因子については今日否定し得ないし、現在まで種々の外因が検討されてきた。1954年角尾らが Nicotine により特異な水症の発生することを報告した。また Nicotine 投与鶏胎仔は水症以外に数種の奇形を合併する。そこで Nicotine およびその誘導体を使用し、鶏胎仔に発生する成形異常を主題とする 2, 3 の検討を試みたので報告する。薬物は Nicotine 2.5 mg, Nornicotine 2.3mg, Nicotine tartrate 7.6mg, Metanicotine 2.5 mg/卵あたり白色レグホン種の有精卵に投与した。

| 構造式 | 名称略号 | 構造式 | 名称略号 |
|---|---|---|---|
| | Nicotine | ·2C₄H₄O₄·2H₂O | Nicotine tartrate N T |
| | Nornicotine N N | | Metanicotine MN |

第 1 図. 奇形の発生率（%）

| 投与物質 | | cont. | N | NN | NT | MN |
|---|---|---|---|---|---|---|
| 奇形 | 斜頸 | 0.0 | 77.3 | 95.5 | 90.9 | 0.0 |
| | 脊椎変形 | 0.0 | 100.0 | 100.0 | 100.0 | 0.0 |
| | 内臓脱出 | 0.0 | 45.3 | 77.3 | 50.0 | 0.0 |
| 浮腫（水症） | | 0.0 | 45.5 | 77.3 | 72.7 | 0.0 |

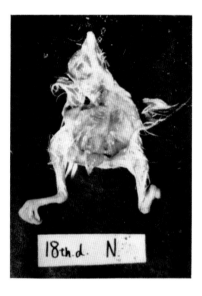

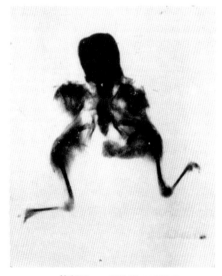

第13図. レ線像18日目N群.

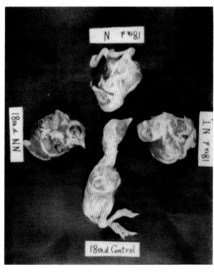

### 奇形

　N群においては斜頸、脊髄の変形が最も特異的な所見として認められる。斜頸は頭部を右側に傾ける例が多く、硬直を伴っている。脊髄の変形は尾椎骨前彎が著明である。さらに下肢関節の進展不能、内纏足を示すものが多い。内臓脱出はN群の発生頻度は高く、脱出は著明である。嘴の変形はN群で上嘴の短縮がみられる。水症はN群で著しく、諸臓器に貯溜液を認め、開頭の際に髄液の流出が著明である。
MN群では全く形成異常を認めない。

20)角尾　滋、高橋敬倉蔵、加藤幸子、長沼芳季、屋富祖徳樹、中川隆一、別所為利、木村功。

　。：鶏胎仔奇形に関する研究　日本薬理学会　55、1051～1060（1959）

# 3. ニコチン負荷量による鶏胎仔の死亡率[21]

ニコチン負荷による鶏胎仔の死亡率を次の様にして算定した。すなわち、各実験例から無精卵を除外して入卵した総受精卵に対する死亡卵総数の比を百分率にした。なお、死亡卵総数は入卵総受精卵から生卵総数を除去したもので、生卵総数はふ卵の各期に破殻採取した生総数を意味する。

ふ卵 18 日目までの死亡卵の合計を死亡卵総数とした。死亡率は次の様になる。

| | | |
|---|---|---|
| 蒸留水―Aq. 負荷例 | (12.6%) | |
| Nicotine 0.1mg 負荷例 | (17.5%) | |
| " 1.0mg 負荷例 | (25.0% | |
| " 2.0mg. " | (42.9%) | |
| " 3.0mg " | (48.2%) | |
| " 4.0mg " | (62.0%) | |
| " 5.0mg " | (70.8%) | |
| " 6.0mg " | (79.6%) | |
| " 7.0mg " | (82.4%) | |

## ニコチン負荷鶏胎仔の卵黄未消化[21]

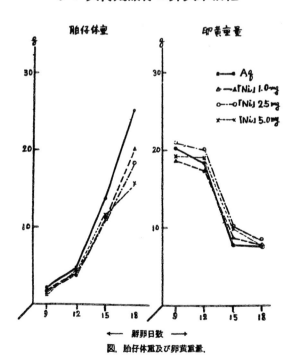

図. 胎仔体重及び卵黄重量.

ニコチン投与により、鶏胎仔重量は対照と比較し、ふ卵日数の進展にともなって著しく減少し、その傾向はニコチン投与量の大きなものほど著明であった。また卵黄重量については、ふ卵 12 日目まではニコチンの投与による明らかな影響はみられなかったが、ふ卵後半期においては対照のそれより高値を示した。

これは胎仔へ栄養が十分取り込めなかったことによると思われる。

21) 阿部祐五。Nicotine の鶏胎仔 Glutathion 代謝におよぼす影響。日本薬理学会雑誌。5
57：226～241、1961

## 4. ニコチン負荷の鶏胎仔発育に及ぼす影響 [22]

　胎仔の発育状態について、ニコチン負荷は対照の Aq.負荷と比較し減少の傾向にある。ふ卵9日目においては明らかな差はないが 12 日、15 日になると、その差は明らかとなり、ふ卵 18日目においては対照例の平均値 19.7g より、ほぼ 2〜4g の減少が認められる。この際、高濃度ニコチン負荷の孵卵 15 日、18 日の体重平均値が増加する様に思われるのは、胎仔の水腫形成のためである。なお、胎仔の発育を観察する場合、破殻時の胎仔の収縮運動がある程度標準となる。すなわち、ニコチン負荷例は対照例に比し、その運動は著明でない。ふ卵 15 日目において、対照例の胎仔は嘴（クチバシ）を気室の内側に接し、胎仔は勢いの良い運動をするがニコチン負荷例では胎仔体長も短く、胎仔運動も活発でない。羽毛発生もニコチン負荷例では悪く、ふ卵 12 日目においても完全ではない。ふ卵 18 日目におけるニコチン負荷胎仔の足爪などの角化は軟らかく、卵黄の減少も少ない。水腫形成胎仔の羽毛の発生状態も依然として粗である（図Ⅰ、Ⅱ）。

図Ⅰ　ニコチン負荷 12 日目　　　図Ⅱ　ニコチン負荷 18 日目

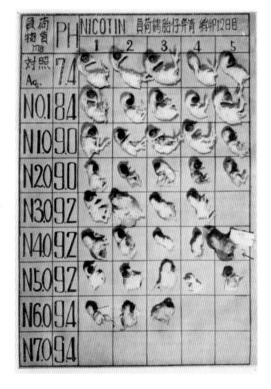
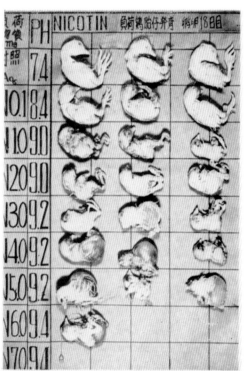

　上から Aq(蒸水)、Nicotine 0.01,0.1,1.0, 2.0, 3.0, 4.0, 5.0, 6.0, 7.0mg/卵
　負荷ニコチン量と破殻時の胎仔像。

22) 角尾　滋、武藤壽剛、唐木保照、山田　篤、木脇　彊、岩倉理雄、砥上久雄、
　　藤沼　隆、奥　キミ子。林田健憲、藤川春喜、渡辺三雄：Nicotine の薬理学的研究
　　Nicotine の鶏胎仔一般発育におよぼす影響と毒性について。昭和医学会雑誌。14：
　　41-61,1954

## 5. ニコチンの化学構造と薬理作用 [23]

化学：ニコチンはたばこのアルカロイドであり、ピリジン、メチルピロリジンの結合した形である。Frankl はニコチンが血管の交感神経節細胞の興奮のため縮小するは、その分子中に窒素を含有する五角環、すなわち Prrrolidin 核の存在するためなりという。

　強い塩基性の極めて有毒な液状アルカロイドである。これの中性酒石酸塩は結晶形である。純ニコチンは無色であるが、空気にふれて褐色となり、特有な臭気をおびる。

Nicotin (I) ハ Nicotiana tabacum L. ノ葉ノ中ニ Nicotimin (II), Nicotein (III) 及ビ Nicotellin (IV) ト共ニ含マレテ居ル.

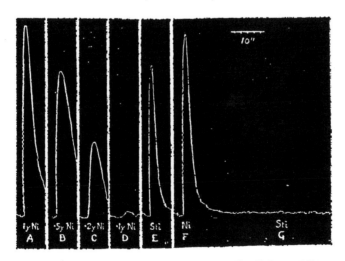

薬理作用：ニコチンは交感・副交感神経節のシナプスを興奮させ、続いて抑制する。すなわち、ニコチンは交感神経節に興奮を与えてアドレナリン様に作用し、同時にアドレナリン分泌腺からアドレナリンを遊離させる。これは次の図で説明される。

図 33　ニコチンの交感神経節作用。猫の瞬膜の収縮を示す。上頸神経節にロック液を灌流する。A〜Dは灌流液にニコチン少量を入れたときの興奮作用。E, Gは上頸神経節の刺激。大量のニコチン(0.C5 mg)注射によって(F)、収縮に続いて神経麻痺があらわれる(Feldberg and Vartiainen (1934), *J. Physiol.* **83**, 120. より)。

23) 松田勝一訳 : pharmacology　GADDAM 5th ed. 1961年　医学書院

# 6．ニコチンのアドレナリン増強作用

ニコチンはタバコ Nicotiana tabacum の葉に含まれる有毒なアルカロイドである。タバコのニコチン含量は、より低いものもあるが、普通 1～2% である。喫煙時は 0.05～2.5mg のニコチンを吸入することになる。常習喫煙と冠状動脈・肺がんなど種々の疾患との関係が注目され、ケースにも悩卒中、心筋梗塞の恐れがあると注意書きがある。妊婦でとくに問題視されるのは、喫煙によって交感神経系が刺激され、血管収縮、頻脈、血圧上昇を招くからである。このことは、当然、胎盤にある血管平滑筋が収縮され血流の減少が起こる。胎盤は胎児肺ともいわれ、胎児に酸素や栄養物を送る重要な器官である。とくに酸素を必要とする妊娠末期胎盤における酸素欠乏は胎児の発育に大きな影響がある。常習喫煙は単に胎児の体重減少に止まらず、種々の臓器への影響も考慮しなければならない。授乳婦人の乳汁からも排泄される。急性ニコチン中毒の症状発現は急速である。口腔、胃の灼熱感があり、次いで悪心、冷汗、頭痛、めまい、呼吸興奮、血圧上昇など、さらに呼吸障害などが起こる。成人での致死量は 60mg 前後である。

前記、子宮胎盤の血流減少は、妊娠中毒症（妊娠高血圧症候群）の本態である。高血圧と胎盤血流の減少が特徴である。その病態の血管攣縮に関与する血管収縮物質としてカテコールアミン、セロトニン、プロスタグランジンなどがある。中でも、カテコールアミンは交感神経の活性化した状態であると指摘されているが、証拠が得られない。ニコチンは種々の臓器の交感神経末端からカテコールアミンを遊離し、交感神経興奮効果を引き起こす。心血管系の大動脈体、頸動脈体の化学受容器もニコチンによって刺激され、反射的に血管収縮、頻脈、血圧上昇をまねく。一方、ニコチン水症が鶏胚仔で知られ、その要因としてニコチンの毒作用によって血管内皮細胞の透過性傷害が考えられる。この血管内皮細胞の病変が子癇前症の原因ともなる事が指摘されている。すなわち、血管内皮で産生されるプロスタサイクリン(PGI2)と血小板で産生されたトロンボキサン (TXA2)とのバランスの失調が血管攣縮の原因となることがいわれている。

この様なことから、ニコチンの作用は、アドレナリン α2 受容体作動薬と等しい薬理学的効果を持つことより、発生過程における死亡率、催奇形性、呼吸形態との相違などにどの様な影響がみられるかを実験により明らかにした。

# 7. ニコチンのアドレナリン量に及ぼす影響 [24]

消化管におけるアドレナリン作動性ニューロンは他の器官、組織に比し発現の速いことが知られている。神経の発現と發達に重要なアドレナリンが、副腎髄質より見いだされて以来、様々な研究から副腎髄質がニコチンによりカテコールアミンを放出することが知られてきた。胎生期におけるホルモン生成に対し、ニコチンが如何に影響するかの問題も極めて重要であると思われる。Nicotine と Pyridine 誘導体の薬物を孵卵前と孵卵5日目に負荷し、鶏胎仔のアドレナリン含有量を、孵卵12日、15日、18日について調べた。その結果、図4で示す通り、対照の胎仔は12日の0.24rから15日0.49r、18日0.49rへと日齢により相応の量が見られあ。これに対し、Nicotine 0.1mg 負荷卵では0.36rから1.2r、1.1rへ、Nicotine0.5mg 負荷卵では0.53rから1.62r、1.93rへと著しく増加した。酒石酸ニコチンでも0.3mg、1.5mg 負荷出同様に著明に増加した。一方、INHA0.3mg 負荷では12日0.2rから0.45,0.49に、Pyridine 0.24mg 負荷では0.24rから0.49r、0.47rと若干の増加に止まった。孵卵5日目のニコチン負荷卵でも同様であった。結局、ニコチン負荷により副腎アドレナリン量は3～4倍の増加がみられ、アドレナリンがニコチンにより著明に放出されることが知られた。

第4図　鶏胎仔体重1g 当り副腎アドレナリン含有量

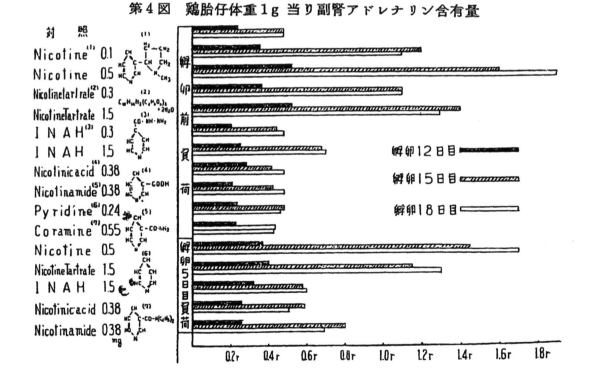

24)　唐木保照：Nicotine 並びに Pyridine 誘導体の鶏胎仔、副腎アドレナリン量におよぼす影響について、昭和医誌、14；246～253、1953.

## 8. ニコチンとアドレナリンの毒性 [19]

タバコ1本にニコチン2.5mg含有されていることから、角尾は、鶏胎仔毒性からみたニコチンのヒトへの影響をアドレナリン、ノルアドレナリンに比して換算した論文があり、次の様に述べている。第12図で示す通り、"本実験に用いた Nicotine 2.5mg を人体の50kgに換算すると実に2500mgの大量を鶏種卵に負荷したことになる。他方1本の煙草から吸収される Nicotine の量をほぼ2.5mg とすると、2500mg という数値は1000本の煙草に相当する。吾々の研究はあくまでも実験的な立場から'Nicotine 水症'を指標として行ったもので、これを直接 Nicotine の毒作用として人体に当てはめることの不当は言を俟たない処である。Nicotine の生体内分解、排泄等の機序を併せ考えると、適度の喫煙に対してはあまりにも神経質になる必要のないことを吾々は言いたい"と結んでいる。

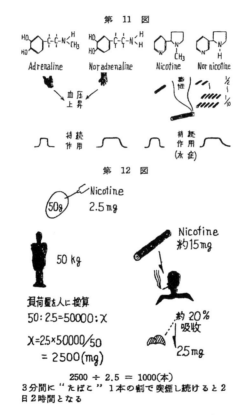

第 11 図

第 12 図

$$50 : 2.5 = 50000 : x$$
$$x = 2.5 \times 50000 / 50$$
$$= 2500 \,(mg)$$

$$2500 \div 2.5 = 1000 \,(本)$$

しかしすでに明らかにされている様に、Nicotine の致死量は40〜60mgである。タバコ20本が致死量にある。図にあるアドレナリンは1mg/mlを希釈して使用されている。われわれの実験では鶏種卵に $PGF2\alpha$ $10\mu g$/卵に投与してニコチン同様に水症を認めている。臨床では $PGF2\alpha$ 1.0mg/mlを希釈して $6\mu g$/min i.v.で使用している。ホルモン剤とアルカロイド剤の毒性を比較することに無理があると思われる。何れにしても、タバコが人体にとって有害であることに変わりはないと思う。。

19) 角尾　滋：煙草の薬理、昭和医誌、17：481-489、1958.

## 9. 発生過程における内因性物質の影響 [31)]

　先天異常、特に形態学的形成異常に関与する外生物質が制癌剤、放射線などで知られている。ヒトについてホルモン剤等は催奇形作用があるのか、ないのか、はっきりしたことは分かっていない。しかし、コーチゾンについて口唇裂や口蓋裂が起こることは知られている。鶏胚でも巨眼や嘴奇形、発育不良等がみられる。アドレナリン類作用を持つニコチンでは水症ほか様々な奇形がみられる。微量で著明な生理作用オータコイドは局所ホルモンと呼ばれる。神経伝達物質のアドレナリンとオータコイドのセロトニン、プロスタグランジンは血管攣縮作用がある。これらの物質が鶏胚に各種の奇形をもたらすことが知られた。内因性物質でも過剰な場合には中毒作用として、発育不良、催奇形作用、致死作用を持つと考えられる。鶏胚呼吸と胎盤のガス交換は類似性を持つと思われるので、著者はこれら物質により胎児へどのような影響を持つかについて、妊娠ラットについて実験を行った。

### 5-HTの妊娠ラット血圧、子宮・胎盤血流への影響 [8)]

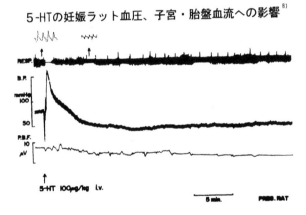

　PBF(胎盤血流)：投与直後より著しく減少がみられ、5分後－22%、20分後－58%、
　　　　　　　30分後－83%と殆ど血流静止状態にあった。

### PGF₂αの妊娠ラット血圧、子宮・胎盤血流への影響 [9)]

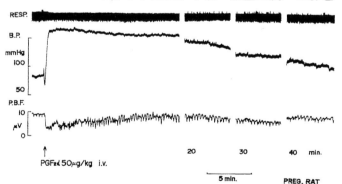

　B.P.( 血圧)：投与直後より急上昇、10分後+103%の上昇し、30分後に
　　　　　　　おいても+30%の上昇にあった
　PBF(胎盤血流)：投与直後より著しく減少がみられ、5分後－53%、
　　　　　　　20分後でも－20%の減少がみられた

31) 寺木良巳：子宮収縮剤の本質と過剰投与の背景　2018 年、考古堂

## 10. 鶏胚腸管における神経の発達[25]

　上述のニコチン投与は副腎アドレナリンの分泌を増加させるとの報告であるが、鶏胚腸管において、アドレナリン作動性ニューロンならびにコリン作動性ニューロンの出現と発達について蛍光組織化学ならびに Karnovsky の方法に準じた。

　壁在神経節の形成について、迷走レベルの神経堤から移動してきた神経芽細胞が、これより先に発達している輪状筋の外側に神経叢（Auerbach）を形成し、この神経叢から輪状筋層を通じて移動して、粘膜下層に到達した一部の細胞がここでも神経層を形成する事になるといれている。今回、十二指腸菅において神経の発現と発展が外側から内側へ移動するかどうか検討した。24 日胚腸管の外膜結合織にある血管に沿って蛍光の繊維がみられた。孵卵 18 日においては Auerbach ならびに Maissner の両神経叢内に強い蛍光を発す神経繊維がみられ繊維の密度も増加した（Fig.4）.

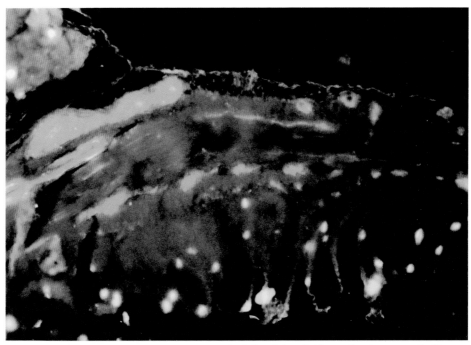

Fig. 4　Duodenum of a chick embryo of 18 days' incubation, showing a markedly increased number of fluorescent fibers and intensity of their fluorescence in the myenteric and submucosal plexuses and muscle layers.

25) 寺木良巳、千葉従道、南雲今朝雄。鶏胚腸管における神経の発達―形態学的ならびに薬理学的検索。聖マリアンナ医大誌　1982：10：198−209.

# 11. 鶏胚腸管におけるアミンの定量[26]

発生過程における腸管内ノルアドレナリン(NA)およびアセチルコリンエステラーゼ（AchE）を孵卵 12 日殻 16 日までの十二指腸について行った。孵卵 12 日において、NA が Auerbacha 神経叢（A.p.）にごく僅かにみられ、孵卵 13 日には筋層(M.l.)と粘膜下神経叢(M.p.)にみられた。孵卵 16 日までの測定で Auerbacha 神経叢に最も密度が大で、ついでマイスナーの粘膜下神経叢、筋層の順であった（Fig.1）。

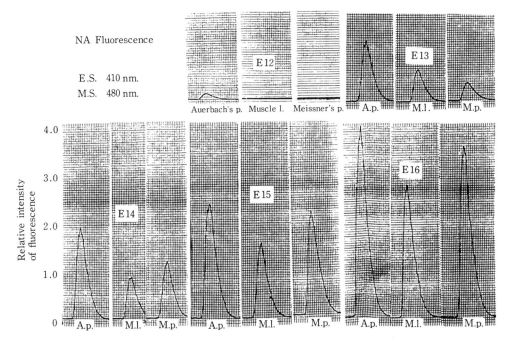

Fig. 1. Quantitative changes of noradrenaline (NA) in the duodenal wall of developing chick embryos.

Faint fluorescence became detectable in the Auerbach's plexus at 12 days' incubation, and in $M_l$ and $M_p$ as well at 13 days, that in the former being slightly greater. The fluorescence increased progressively in all three regions from days 14 to 16 of incubation, being most intense in $A_p$, followed in order by $M_p$ and $M_l$.

26) Teraki  Y.: Jap . Smooth Muscle Res.18 : 207−224、1982

## 12. 鶏胚腸管に Ch-E 活性 [27]

ふ卵 15 日の鶏胚十二指腸においてコリンエステラーゼ(Ch-E)活性を調べると、
Auerbach の神経叢ならびに Meissuner の神経叢の部位に密な染色がみられた。また輪状
筋層内にもわずかな cholinergic fiber の走行がみられた。18 日胚の Ch-E 活性もいちじる
しく増加し両神経叢の濃染がみられた。また筋層内の cholinergic fiber もより明瞭に認めら
れた(Fig.5).

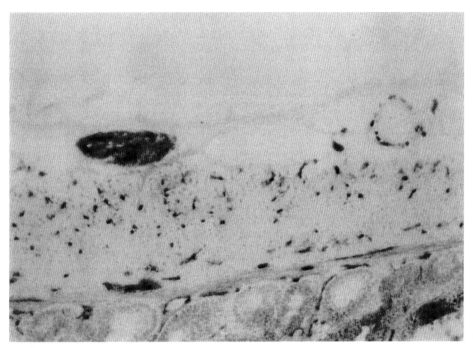

**Fig.** 5 Duodenum of a chick embryo at 15 days of incubation. Note the fibers
with chlolinesterase activity in the Auerbach's and Meissner's plexuses
and muscle layers.

---

27) 寺木良巳、千葉従道、南雲今朝雄。鶏胚腸管における神経の発達─形態学的ならびに薬
理学的検索。聖マリアンナ医大誌　1982：10：198－209.

# 13. 孵卵日数と Ch-E 活性の変化 [26]

アセチルコリンエステラーゼ(AchE)活性はふ卵12日にみられ、13日、14, 15日、16日と漸次増加した。活性の強さはアウアーバッハ神経叢に最も強くみられ、ついでマイスナー、神経叢、筋層であった（Fig.2）.

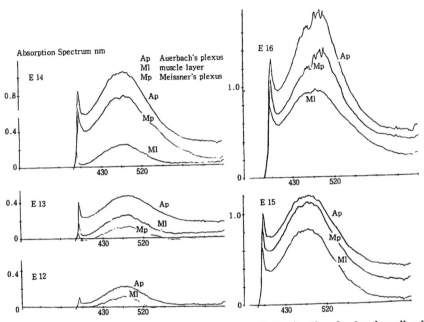

Fig. 2. Quantitative changes of cholinesterase activity in the duodenal wall of developing chick embryos.
　　　　At 12 days of incubation a very low Ch-E activity, less than 1/10 of the 16-day level, became detectable in $A_p$.  It increased progressively with further development of the embryo.

26) Teraki Y.: Jap . Smooth Muscle Res.18 : 207－224、1982

## 14. 鶏胚腸管における薬物感受性の発達 [25]

鶏胚腸管のアドレナリン(Ad), ノルアドレナリン (NA) およびアセチルコリン (Ach) に対する反応を調べた。ふ卵 13 日、14 日の腸管ではこれらの薬物に対して全く応反を示さなかった。ふ卵 15 日において Ad,NA には何れも反応がなく Ach $2 \times 10^{-7}$ g/ml の濃度においてわずかな収縮反応がみられた。16 日鶏胚腸管は Ad,NA 各 $2 \times 10^{-7}$ g/ml 濃度でわずかに収縮反応を示した。以後、ふ卵日数とともに各薬物に対する感受性は増加した。ふ卵 18 日 Ad, NA による収縮反応はふ化 5 日令腸管ではそれぞれ弛緩がみられた (Fig .8)。

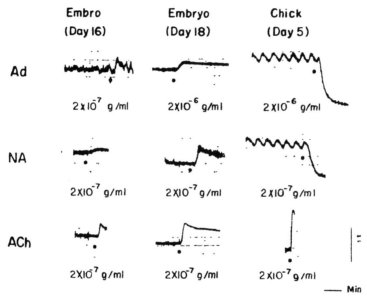

Fig. 8 Drug-susceptibility of chick embryonic and chick duodenums. To adrenaline and noradrenaline, the intestine responded with contraction in the embryos and with relaxation after hatching.

25) 寺木良巳、千葉従道、南雲今朝雄。鶏胚腸管における神経の発達―形態学的ならびに薬理学的検索。聖マリアンナ医大誌 1982 : 10 : 198－209.

# まとめ

1. たばこの害

　たばこはコチンを含有していない電子タバコに見られるように、様々な植物成分などが加熱により分解され、一酸化炭素などの有害成分となり、煙の中に含まれ、吸気することにより、人体に有害な作用を及ぼすものと思われる。ニコチンは血管収縮作用を有し、血流を減少させ、胚葉の分化を阻害し、発育不良、奇形発生につながる。

2. ダウン症とセロトニン

**1971** 年、Coleman[1] はトリソミー型ダウン症児の血中セロトニン濃度が低いことから、前駆物質トリプトフアンを与え、血中濃度の上昇を図り、筋緊張の改善などを試みたが、治療薬には至らなかった。

3. 妊娠中毒症とセロトニン

　**1968** 年、寺木はセロトニンの胎児致死作用、高血圧作用を動物実験で行い、妊娠中毒症の一因であることを提起し、誌上に[2~3]に発表した。2001 年、日本産婦人科医会　はセロトニンが妊.娠中毒症の一因子であることを認めた[5]。

4. うつ病とセロトニン

　**1960** 年代、セロトニンは脳腸ホルモンとして見出され、情動作用のあることから、精神科領域での研究開発がすすめられた。その結果、脳内のセロトニンを増やして、うつ病を治す薬として、選択的セロトニン再取り込み阻害薬（SSRI）やセロトニン・ノルアドレナリン再取り込み阻害薬(SNRI)などが、1988 年、米国で発売された。その後、1999 年に我が国でも認可された。2019 年の時点において 83 か国で承認されている。非臨床・臨牀試験などの成績については知り得ないが、セロトニンの持つ中毒作用について、著者は危惧している。

　これらの薬の添付文書に重大な副作用として次の様に記載されている。

　　重大な副作用　　 副 重大 セロトニン症候群, 悪性症候群, 錯乱, 幻覚, せん妄, 痙攣, 中毒性表皮壊死融解症, 皮膚粘膜眼症候群, 多形紅斑, SIADH, 重篤な肝機能障害, 横紋筋融解症, 汎血球・白血球・血小板減少, 無顆粒球症, アナフィラキシー その他 (適応S除く)嘔気, 傾眠, ( 徐放錠 のみ)口渇, 便秘

　また、今日の治療方針の薬剤情報には「自殺念慮や自殺企図、**興奮、攻撃性、易刺激性**など最近の変化及び基礎疾患悪化が現れる。」と記載されている。最近、和田[4] が引用した出典によると、SSRI の副作用により、自殺者や犯罪者が出ている。その中には、池田小の連続児童殺傷事件、最近では刑が執行された秋葉原通り魔事件など重大な事件が起こっており、抗うつ剤との関連が多く取り沙汰されている。ことは、薬害エイズと同じ図式であると結んでいる、うつ病の精神的に不安、活動不能感、悲観的気分、思考渋滞、さらに進んでは、絶望感・自殺企図など本来のうつ状態はあっても、攻撃性、易刺激性などがこの薬剤によって増強し、上記のような犯罪に及ぶのかどうか、十分に検討されたであろうか。特にセロトニンの扱いは難しい。抗精神薬のセロトニン・ドパミンアンタゴニストと紙一重でなかろうか。

## ５．プロスタグランジンの子宮収縮剤への使用[6]

　催奇形性を有するプロスタグランジンが我が国でのみ子宮収縮剤として使用されている。米国では 1972 年の治験段階で PGF2α の子宮収縮剤としての使用を承認されなかった。母体に対する重大な副作用のためと思われる（J. Reprod. Med. 9:300.1972）過強収縮と母体への高血圧作用である。わが国では被害が続いている。添付文書による過量投与のためである。現在も是正されていない。これもオータコイドである内因性物質の外的投与による有害作用である。

　現行、添付文書の投与量は下記の通りであり、6μg/kg/min は過量投与にあると考えられる。また副作用についても、血圧上昇または下降では、脳出血の事例を警告していない。

### プロスタルモンの添付文書

〔用法・用量〕

Ⅰ．注射投与
1. 妊娠末期における陣痛誘発・陣痛促進・分娩促進には通常 1～2mL を静脈内に点滴または持続注入する。
**(1) 点滴静注
本剤 1mL に 5% ブドウ糖注射液または糖液を加えて 500mL に希釈し、通常ジノプロストとして 0.1μg/kg/分の割合で点滴静注する。なお、希釈する輸液の量及び種類は患者の状態に応じて適切に選択する。

2)その他の副作用

| | 1～5%未満 | 1%未満 | 頻度不明※ |
|---|---|---|---|
| 循環器 | 顔面潮紅 | 頻脈、血圧上昇 | 血圧下降、動悸 |
| 消化器 | 嘔気・嘔吐 | 下痢 | |
| 注射部(注) | | 血管痛、静脈炎、発赤 | |
| その他 | | 頭痛・頭重、発汗、悪寒、発熱、手指のしびれ | |

※：頻度不明は自発報告による。
注）：発現した場合には、投与部位をかえるなど処置を行うこと。

　国際的に産科教科書に子宮収縮剤として PGF2α の記載はない。わが国のみの発売で脳内出血の事例がみられる。後続のプロナルゴンは廃止された。プロスタルモンンも当然、廃止されるべき薬剤と思われる。

1) Coleman,M.( 1973) Serotonin in Down's Syndrome, North-Holland/American Elsevier

2) 寺木良巳（1968 年）5-HT による胎児致死作用の機序とその拮抗剤の影響について（動物実験）日本産か婦人科学会雑誌 20：1639-1645.

3) Teraki, Y.(1974) Experimental approaches to the placental dysfunction caused by serotonin and prostaglandins.The 6th Asian Congress of Obstetrics and Gynecology. Abstract; Kuala Lumpur, Malaysia.

4) 和田秀樹.（2013 年）医学部の大罪 P.154 "主な SSRI,SNRI など新型抗うつ薬関連の重大事件一覧."ディスカヴァー・トゥエンティワン.
（引用）「週刊　ダイヤモン」(2013 年 9 月 28 日号）

5）日本母性保護産婦人科医会・妊娠中毒症　研修ノート No.64　平成 13 年（2001）

6）寺木良巳　子宮収縮剤の本質と過剰投与の背景（2001）考古堂

「著者略歴」

## 寺木　良巳　てらき　よしみ

| | |
|---|---|
| 1929年 | 福島県に生まれる |
| 1945年 | 福島県立会津中学校卒業 |
| 1949年 | 東北薬学専門学校卒業 |
| 1952年 | 岩手大学学芸学部修了 |
| 1956年 | 岩手医科大学医学部卒業 |
| 1956年 | 新潟大学大学院医学研究科入学 |
| 1957年 | 米国マ州聖ルカ病院研修医 |
| 1959年 | 米国マ州聖アン病院レジデント |
| 1967年 | 医学博士、学位授与 |
| 1970年 | 大森赤十字病院産科副部長 |
| 1972年 | 昭和大学講師 |
| 1976年 | 聖マリアンナ医大助教授 |
| 1984年 | 日本歯科大学教授 |
| 1992年 | 岩手医科大学客員教授 |
| 1994年 | 日本解剖学会名誉会員 |
| 2012年 | 日本薬理学会永年会員 |

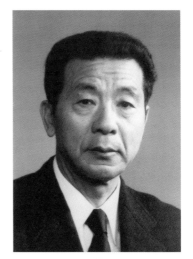

日本歯科大にて

## タバコの科学
― 先天奇形と環境因子 ―

2023 年 2 月 15 日発行

| | | |
|---|---|---|
| 著　　者 | 寺木良巳 | |
| 発 行 者 | 柳本和貴 | |
| 発 行 所 | ㈱考古堂書店 | |
| | 〒951-8063　新潟市中央区古町通四番町563 | |
| | TEL　025-229-4058　http://www.kokodo.co.jp | |
| 印 刷 所 | ㈱ウィザップ | |